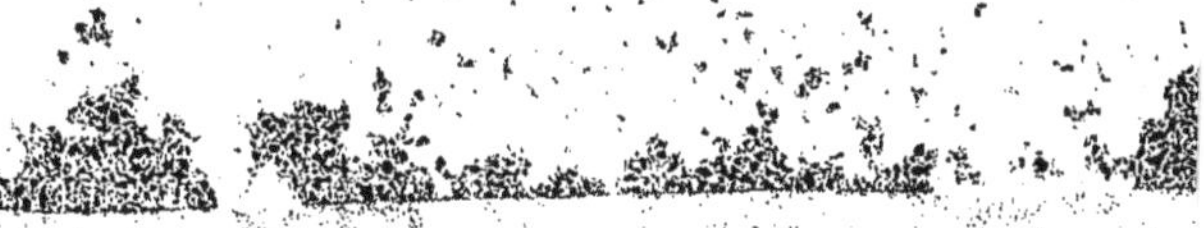

DE LA

PETITE VÉROLE

CONSIDÉRÉE COMME AGENT THÉRAPEUTIQUE

DES AFFECTIONS

SCROPHULEUSES ET TUBERCULEUSES,

SUIVI

DE CONSIDÉRATIONS NOUVELLES SUR LA NATURE DE CES MALADIES,

ET SUR LES RÉSULTATS FUNESTES DE LA VACCINE.

PAR H. VERDÉ DE LISLE,

DOCTEUR EN MÉDECINE DE LA FACULTÉ DE PARIS.

Salus populi suprema lex esto.

PARIS,

BÉCHET JEUNE,

LIBRAIRE DE LA FACULTÉ DE MÉDECINE,

PLACE DE L'ÉCOLE-DE-MÉDECINE, 4.

1839.

DE LA

PETITE VÉROLE.

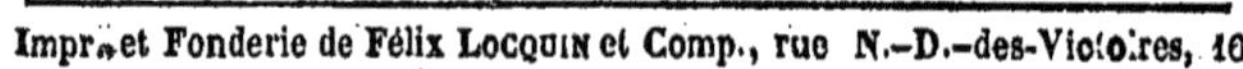

Impr. et Fonderie de Félix Locquin et Comp., rue N.-D.-des-Victoires, 16.

DE LA

PETITE VÉROLE

CONSIDÉRÉE COMME AGENT THÉRAPEUTIQUE

DES AFFECTIONS

SCROPHULEUSES ET TUBERCULEUSES,

SUIVI

DE CONSIDÉRATIONS NOUVELLES SUR LA NATURE DE CES MALADIES,

ET SUR LES RÉSULTATS FUNESTES DE LA VACCINE.

PAR H. VERDÉ DE LISLE,

DOCTEUR EN MÉDECINE DE LA FACULTÉ DE PARIS.

Salus populi suprema lex esto.

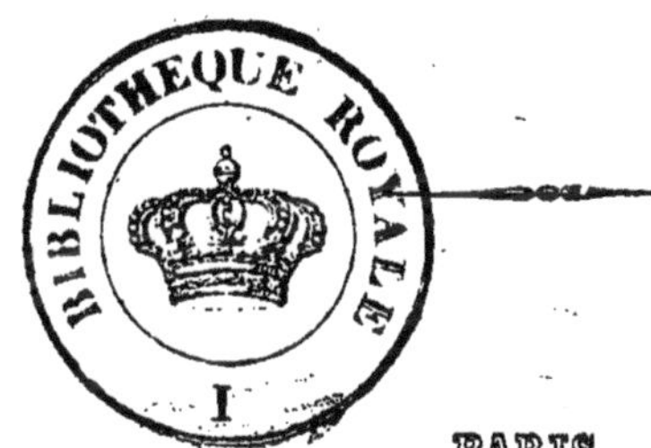

PARIS,

BÉCHET JEUNE,

LIBRAIRE DE LA FACULTÉ DE MÉDECINE,

PLACE DE L'ÉCOLE-DE-MÉDICINE, 4.

1839.

AVANT-PROPOS.

On arrive à la découverte de la vérité avec le temps; *Jenner*, en reconnaissant la propriété du virus-vaccin, lui supposait la vertu de détruire le germe de la petite-vérole, et non pas uniquement celle de s'opposer à son issue. Car nous n'admettons pas qu'un génie aussi observateur eût conseillé l'emploi d'une méthode qui pouvait entraîner après elle de graves accidents, s'il eût pensé que la petite-vérole était une maladie dont le germe était *inné* dans l'homme; le premier, sans doute, il n'aurait pas voulu entraver la marche de la nature, en inoculant un virus, qui ne pouvait agir que comme répercussif, et devait entraîner des conséquences funestes. Cette opinion, que les antagonistes de la vaccine élevèrent lors de l'introduction de cette méthode en France, fut combattue victorieusement par les propagateurs de la nouvelle découverte, dont les résultats, attrayants en apparence, avaient déjà fait un grand nombre de prosélytes.

L'expérience seule, ce grand juge de toutes choses, pouvait nous démontrer les avantages et les inconvénients de la vaccine, et nous faire prononcer si son usage devait être continué, modifié, ou exclus de la pratique médicale. C'est en examinant attentivement les résultats de trente-huit ans d'expérience, en s'abstenant de tous préjugés pour ou contre, que cette grande question, qui intéresse l'humanité à un si haut degré, devra naturellement trouver sa solution.

Remontant donc à l'origine des motifs qui ont pu déterminer l'adoption d'une méthode qui, d'après tous les préceptes de l'art, paraissait avoir quelque chose d'anti-rationnel, et considérant que les propagateurs de la vaccine se sont appuyés sur l'histoire de la petite-vérole pour nier qu'il existât un germe inné de cette maladie, nous avons pensé qu'il était utile, avant tout, d'esquisser cette histoire. C'est avec des faits, puisés dans les auteurs anciens et modernes, que nous l'avons tracée. A cette partie se rattachait naturellement une pratique connue de temps immémorial, et abandonnée en l'honneur de la vaccine : nous voulons parler de l'inoculation. Nous avons recueilli les différentes opinions pour et contre cette pratique, afin de laisser chacun libre de juger, d'une manière impartiale, des avantages et des inconvénients qu'elle présentait; enfin, arrivé à la vaccine, nous examinons son mode d'action, les résultats qu'elle a produits sur notre constitution, la diminution de certaines maladies due à son influence, et coïncidant avec l'accroissement d'autres affections qui sont la conséquence nécessaire de la diminution des premières. Nous prouvons, par des observations et des expériences successives, *l'étroite sympathie qui existe entre la petite-vérole et les maladies tuberculeuses et scrophuleuses*, et nous démontrons, d'une manière évidente, que le virus-vaccin ne *détruit pas le germe de la petite-vérole*, comme le pensait Jenner et ses prosélytes; mais que son action, dans notre économie, dérange seulement, pendant un laps de temps indéterminé, les fonctions de la circulation lymphatique, et s'oppose ainsi à la sortie d'une humeur naturelle.

S'il fallait éternellement se faire illusion sur une méthode mal fondée, sur une méthode qui ne présente pas les principaux avantages qu'on en attendait, et ne remplit pas toutes les espérances qu'elle avait fait concevoir; si on ne pouvait dire la vérité, parceque cette vérité se trouve en opposition complète avec une pratique fondée par des hommes de talent, et soutenue encore aujourd'hui par leurs débris ; ce serait sacrifier son devoir, sa conscience et l'amour de l'humanité à des considérations particulières, et s'exposer ainsi au blâme des générations futures.

HISTOIRE DE LA PETITE-VÉROLE.

La petite-vérole est une des maladies qui ont donné lieu au plus grand nombre de discussions. Des médecins célèbres, de tous les siècles, ont avancé et soutenu que son germe était *inné* dans l'homme, et qu'il fallait considérer l'issue de cette humeur comme une fonction salutaire; d'autres, dans le dernier siècle seulement, ont prétendu, au contraire, que la petite-vérole était une maladie contagieuse, nouvelle, et ils ont assigné le milieu du sixième siècle comme l'époque à laquelle les Arabes nous l'avaient transmise. Ce sont ces différentes opinions sur la partie historique de cette maladie qu'il était essentiel d'examiner, avant de porter un jugement sur sa nature, afin de pouvoir tirer des déductions sur l'emploi de la vaccine.

Hippocrate, le plus ancien médecin dont nous connaissions les écrits, qui vivait en Grèce, du temps de *Démocrite*, c'est à dire 432 ans avant Jésus-Christ, a non seulement connu, mais décrit la petite-vérole.

Dans son vingtième aphorisme de la section troisième, sous les noms *d'exanthesies*, *elkodées*, *plestai*, rendus par les traducteurs latins par les mots de *pustulæ ulcerosæ*, et, sous le nom générique *d'exanthemata*, il distingue deux éruptions dont l'une à élevures plates et larges, *exanthemata lata*, nous a paru être la rougeole, et l'autre qu'il nomme *sublimia exanthemata* nous semble ne devoir être que la petite-vérole; il dit que ces maladies sont souvent accompagnées de symptômes, tels que céphalalgie, mal de gorge et changement dans la voix[1], aphthes à la bouche, aux gencives; il ajoute que cette maladie apparaît le plus souvent au printemps, et se termine par suppuration. Nous pensons que cette simple énumération de symptômes est bien suffisante pour faire reconnaître la petite-vérole; car, pour admettre que l'éruption avec suppuration décrite par Hippocrate ne soit pas cette maladie, il faudrait supposer que l'*exanthemata lata* de cet auteur ait disparu depuis l'apparition de la variole, ce qui deviendrait une hypothèse difficile à adopter.

---

1 Cette remarque prouve qu'Hippocrate avait déjà observé l'influence exercée par la variole sur les organes respiratoires. (Voyez aph. 6, sect. 5.)

Nous devons cependant reconnaître que, chez la plupart des anciens, il règne une grande obscurité dans la description des maladies éruptives. Ils désignaient sous le nom de *pustulæ* toute espèce de boutons, et ces deux mots *exanthemata*, *ectymata*, furent rendus en latin par ceux de *pustulæ*, *pusulæ*, *sudamina*, *boa pituitæ eruptiones*, et enfin par celui de *variolæ*[1]; ce qui a naturellement dû jeter une grande difficulté sur le diagnostic des maladies de la peau; car, un grand nombre d'auteurs plaçant indistinctement tous ces mots grecs et latins l'un à la place de l'autre, on ne peut souvent pas savoir s'ils parlent de la rougeole, de la petite-vérole, ou de toute autre affection éruptive. Quelques auteurs ont avancé que *Galien* n'avait nullement fait mention de la petite-vérole et que cette maladie lui avait été inconnue. Il est probable que ces auteurs n'avaient jamais lu les ouvrages de ce grand médecin, ou au moins ne les avaient parcourus que d'une manière très superficielle, car cet auteur parle de cette maladie dans plusieurs chapitres. Dans son

[1] On est incertain sur l'étymologie du mot *variole*; les uns ont prétendu qu'il avait été formé du mot *vari*, désignant, chez les Latins, les tubercules ou boutons qui naissent au visage; d'autres le font dériver du mot *varius*, *varia*, qui varie, tacheté, bigarré de diverses couleurs; parce que, disaient-ils, la petite-vérole semble varier, et laisse la peau comme tachetée.

premier traité *secundum genus*, il dit, en donnant un précepte : « *Cela est bon de cette manière, et » dans la petite-vérole.* »

Il dit encore au commencement de son quatorzième livre, premier feuillet, sur le pouls : « *Le sang se corrompt quelquefois, et parvient à un » si haut degré de corruption que la peau en est » comme brûlée, et il y survient des pustules de pe- » tite-vérole, et le charbon, de façon que la peau en » est toute rongée.* »

Et dans son neuvième livre *de usu partium*, il observe que : « Le superflu des aliments qui ne » se convertit pas en sang reste dans les mem- » bres, s'y corrompt, s'y accumule au point qu'il » y survient enfin le charbon, la *petite-vérole*, » et des inflammations qui, en s'étendant, atta- » quent les parties voisines. »

Dans son quatrième livre *ad Timœum*, il dit : « Les anciens ont donné le nom de phlegmon » à toute partie enflammée, comme au charbon » et à *la petite-vérole ;* et ces maladies, selon eux, » ne doivent leur origine qu'à la bile. »

Mais c'est à juste titre qu'on reproche à Galien de n'avoir ni donné une méthode particulière pour traiter cette maladie, ni établi la cause qui la produit : car nous n'avons trouvé dans cet auteur, sur la petite-vérole, que les passages que nous venons de rapporter et qui cependant doivent suffire pour prouver qu'il en a eu connaissance.

Dioscoride d'*Anazarbe*, dans son traité des plantes, parle de plusieurs remèdes pour toutes les taches et les *marques* du visage; *Pline*, qui vivait en Italie sur la fin du premier siècle, prouve également, en parlant d'un topique propre à guérir les vices de la peau, qu'il avait connaissance de la variole [1]. Nous ne pensons pas qu'il ait eu l'intention de parler d'autres cicatrices du visage que de celles qui résultent de la petite-vérole; car, si son topique avait eu la vertu de guérir toutes les cicatrices en général, cet auteur n'aurait pas particulièrement spécifié celles de la face.

Aëtius, médecin grec, qui vivait en Asie sur la fin du quatorzième siècle, parle d'une maladie éruptive, plus particulièrement propre aux enfants; il la désigne sous le nom d'*ulcères de Babustes*, ou *Bubastis*, ville d'Egypte. Le diagnostic qu'il donne de cette maladie est assez clair pour faire reconnaître la petite-vérole. Le traducteur d'Aëtius, *Jean Baptiste Montames*, interprète ainsi le passage : « *Prædiximus jam infantes ob depra-*
» *vata alimenta in diversos morbos incidere ita ut*
» *præter alia multa, exanthemata quoque et am-*
» *pullæ quas phlyctenas vocant, humidaque ulcera*

---

[1] *Vitia cutis in facie verosque et lantigines et fugilata emandat et cicatrices.* (Pline, livre 23.)

» *Babustica appellata in corporis superficiem erum-*
» *pant.*

» Nous avons déjà dit que les enfants, à cause
» des mauvais aliments dont ils se nourrissent,
» étaient exposés à diverses maladies; de ma-
» nière qu'outre plusieurs maux qui les assié-
» gent, ils ont des boutons, *des ampoules qu'on*
» *appelle des phlyctènes et des ulcères avec humi-*
» *dité,* qui viennent à la surface du corps, et qu'on
» nomme *ulcères Babustes.* »

Le traitement employé contre cette maladie prouve qu'Aëtius se bornait exclusivement à combattre les résultats de l'éruption, puisqu'il le faisait particulièrement consister dans l'application de topiques à l'extérieur, tels que l'eau de roses, l'eau de plantain, la céruse, l'alun, les onguents, etc. Il n'y a pas, d'après la description de la maladie et la nature du traitement, à balancer un seul instant à reconnaître la variole, car il n'existe pas une seconde affection avec laquelle on puisse la confondre; et à moins d'admettre encore que les ulcères Babustes aient disparu avec l'apparition de la petite-vérole, il n'est pas, nous croyons, un praticien qui, de bonne foi, voudrait combattre l'identité de ces deux affections

Un fait qui viendrait encore à l'appui des preuves que les Egyptiens ont de tout temps connu cette maladie, c'est qu'*Aaron*, un de leurs médecins, qui vivait au commencement du septième siècle, dit, dans un traité qu'il publia sur la petite-vérole, que cette maladie est naturelle à l'homme; et il ne fait nullement mention de son origine, car il en parle comme d'une maladie connue de temps immémorial et qui se renouvelle toutes les années d'une manière épidémique.

Enfin, vers le neuvième siècle, l'empire grec s'éteignant, celui d'Occident ayant été détruit par les Barbares, et les Sarrasins étant devenus les seuls dépositaires des sciences, un de leurs califes, *Almamon Abdalla*, qui monta sur le trône l'an 813 de Jésus-Christ, fit traduire en arabe tous les ouvrages grecs; de cette manière, les arts et les sciences des Grecs furent transportés chez les Arabes, et ce ne fut plus que chez eux qu'on vit des géomètres, des astronomes et des médecins, tandis que l'Europe entière était plongée dans l'ignorance. Cet état se prolongea près de quatre cents ans, c'est à dire depuis le huitième jusqu'au douzième siècle. La médecine, dans cet intervalle, se soutint chez les Arabes, de qui nous la tenons, et leurs médecins commencèrent à faire des traités sur la médecine, et en particulier sur la petite-vérole. C'est à ce même peuple qu'on doit la fondation de deux célèbres écoles de médecine; celle de *Salerne*, dans le royaume de Naples, qui a même produit des femmes savantes [1], et celle de *Montpellier*, où on ne lut pendant longtemps que les médecins arabes qu'on avait traduits en latin, et qu'on regardait comme les dieux de la médecine; cette prévention dura jusqu'au quinzième siècle, c'est à dire jusqu'à la prise de Constantinople par les Turcs, en 1453, qui fut l'époque du renouvellement des belles-lettres en Europe.

Nous avons dit que, parmi les traités de médecine qui prirent naissance dans le neuvième siècle, un grand nombre furent spéciaux à la petite-vérole, et que les médecins arabes, héritiers de la science des Grecs, parurent se rattacher davantage à l'étude d'une maladie dont ces derniers avaient laissé des descriptions incomplètes et confuses. Cette maladie ayant souvent régné parmi les Arabes d'une manière épidémique et ayant même plusieurs fois exercé de grands ravages, il n'est pas étonnant de voir qu'ils s'en soient occupés d'une manière particulière. C'est sans doute cette raison qui a donné lieu de croire à certains auteurs que la petite-vérole avait pris naissance chez cette nation, car cette opinion n'a pu être appuyée sur aucun fondement, puisqu'il n'est pas

---

[1] *Trotula, Rebecca*, etc.

un historien arabe qui fasse mention que cette maladie fût nouvelle. Ils relatent seulement les épidémies qui ont régné parmi eux à différentes époques. Le plus ancien de ces médecins dont nous connaissions les écrits, et celui qui mérite le plus la vénération, c'est *Rhasès*, le même qu'*Abubeker-Rhasès*, Persan d'origine, ainsi appelé parce qu'il était natif de *Ray* [1], la ville la plus considérable de la Perse, dans le neuvième siècle. Il nous a laissé sur la petite-vérole un traité précieux, qui a été altéré, rogné ou défiguré par divers traducteurs [2]; nous croyons utile, pour fournir les

[1] *La ville de Ray était dans le neuvième siècle le siége d'une académie très célèbre où l'on enseignait la philosophie, la médecine et les beaux-arts.*

[2] En 1540, *Robert-Etienne*, de Paris, traduisit d'arabe en grec le traité de la petite-vérole de Rhasès, et le publia avec les ouvrages d'*Alexandre de Tralles* écrits dans la même langue. C'est particulièrement dans cette traduction que ce traité de Rhasès perdit tout son mérite; car le traducteur retrancha de son chef et ajouta ce qu'il voulut. *Georgès Valla*, médecin de Plaisance, l'avait déjà traduit en latin, en 1498.

Gunterus et *Nicolas Machelli* en donnèrent encore de nouvelles traductions; mais toutes furent infidèles, et faites les unes sur la version syriaque, les autres sur celle de Robert-Etienne.

Mead en donna aussi, en 1747, une traduction latine tirée d'un manuscrit arabe; il a également ajouté et retranché selon son caprice.

Jean Channing en publia également une traduction qui parut

preuves que la variole a été connue de tout temps, de nous appuyer sur plusieurs passages de cet auteur inestimable, dont la réputation encore universelle serait seule capable d'arrêter une opinion douteuse.

Il commence son premier chapitre par dire que celui qui prétend que Galien n'a pas fait mention de la petite-vérole n'a jamais lu ses ouvrages, et quant aux modernes, ajoute-t-il, « Quoiqu'ils » aient fait mention de cette maladie, ils n'ont » rien dit qui soit clair, exact, et il n'y en a pas » un qui nous ait instruits de sa cause efficiente, » ni qui ait distingué les différentes espèces, ni » donné la raison *pourquoi tous les hommes, à l'ex-* » *ception d'un très petit nombre, y sont sujets.*

» Examinons d'abord quelle est la cause efficiente de la petite-vérole, et la raison pourquoi » tous les hommes y sont exposés ; ensuite nous » décrirons le reste section par section, et nous » n'omettrons rien d'essentiel sur cette maladie.

» Le corps de l'homme, depuis l'instant de sa » naissance jusqu'à la vieillesse, tend toujours à

à Londres, en 1766, sous les auspices de *Charles Yorke*. Cette traduction latine, qui est la plus estimée, est faite d'après un manuscrit arabe tiré de la bibliothèque de Leyde. (*Rhasès, de variolis et morbill. Arabic et latin. Londini*, 1766.)

C'est sur cette version que *J. J. Paulet*, médecin de Montpellier, a publié une traduction française, en 1768.

» la sécheresse ; ainsi le sang des enfants sera plus » abondant en humeurs que celui des jeunes gens; » le sang de ceux-ci, plus abondant que celui des » vieillards, et il y aura en même temps beau- » coup plus de chaleur.

» Le sang des enfants, étant abondant en hu- » meurs, ressemble à des sucs nouveaux, tels que » le *moût* des raisins, qui n'ont pas encore » éprouvé le mouvement de la fermentation pro- » pre à leur donner une parfaite maturité ; ils » n'ont pas encore été travaillés [1].

» Mais le sang des jeunes gens est semblable à » des sucs qui ont déjà fermenté, et qui se sont » dépouillés de tout ce qu'ils avaient d'étranger, » de toutes les humeurs superflues, comme le vin » qui, après avoir déjà fermenté, s'apaise et reste » tranquille, parce qu'il est fait.

» Le sang des vieillards, au contraire, ressemble » à un vin vieux qui a perdu son esprit, et qui » est sur le point de passer à l'aigre.

» La petite-vérole survient lorsque le sang fer- » mente et qu'il se délivre de toutes les humeurs » superflues, ce qui arrive dans le temps qu'il » change de nature, qu'il passe d'un état à l'au-

---

[1] *Cette comparaison, très originale, est la plus susceptible de faire sentir comment peut s'opérer le travail éliminatoire des fièvres éruptives en général, et particulièrement de la petite-vérole.*

» tre, c'est à dire lorsque le sang des enfants se
» convertit en sang d'adulte. Ainsi on doit com-
» parer la fermentation de la petite-vérole à celle
» du moût qui fermente et bouillonne pour se
» convertir en vin. C'est pour cette raison que les
» enfants, surtout les mâles, ne peuvent point
» échapper au développement de la petite-vérole,
» puisque le résultat de cette fermentation est de
» rejeter les humeurs contenues dans le sang [1].
» Chez les jeunes gens, le sang, qui est déjà passé
» dans le second état, est élaboré; et, privé de
» ses humeurs superflues et étrangères, qui l'au-
» raient nécessairement corrompu, ce sang est
» moins propre à produire la petite-vérole; voilà
» pourquoi elle est plus rare chez eux, et elle ne
» se manifeste à leur âge que dans les sujets rem-
» plis d'humeurs, qui ont un sang gâté et facile
» à s'enflammer, ou bien dans ceux qui dans l'en-
» fance n'ont eu qu'une petite-vérole très légère

[1] *Cette métaphore, qui est on ne peut plus juste, vaut mieux que toutes les théories; car elle explique, de la manière la plus ingénieuse, le développement de cette maladie; il est malheureux que Rhasès n'ait point eu connaissance de l'inoculation, cette opération venant tout à fait à l'appui de sa comparaison, en démontrant d'une manière évidente que l'intromission du virus variolique dans le sang produit le même effet de fermentation que le levain dans les liqueurs fermentescibles.*

» et insuffisante pour s'être débarrassé de cette » humeur et avoir dépuré complétement la masse » du sang.

» Quant aux vieillards, ils n'éprouvent la petite-» vérole que lorsqu'ils sont exposés à un air cor-» rompu, et que cette maladie règne d'une ma-» nière épidémique. »

Cet habile observateur avait déjà fait la remarque que chez les individus lymphatiques la variole était plus commune et plus confluente. « Ainsi, disait-il, les chairs molles, les corps » blancs pleins d'humeurs, ceux qui sont sujets » aux ophthalmies, aux éruptions cutanées, aux » furoncles, aux boutons, etc., sont plus exposés » que les autres à la petite-vérole. »

Rhasès avait également observé ce que nous sommes encore à même de juger aujourd'hui, c'est à dire que la petite-vérole était plus commune dans les pays chauds que dans les pays froids ou tempérés; car même avant la pratique de la vaccine il n'était pas rare de voir dans le Danemarck, la Pologne, la Moscovie, la Suède, la Norvége, sur cent hommes, un seul marqué de la petite-vérole; aussi le nombre des épidémies de variole, à circonstances égales, est-il toujours proportionné au degré de chaleur des climats. Non seulement le froid retarde son développement, mais il empêche quelquefois même l'éruption qui ne se fait pas du tout, quoique le sujet ait déjà reçu l'impression de la maladie, et que cette impression se soit manifestée par les premiers symptômes. Le tissu cellulaire et les vaisseaux absorbants étant beaucoup plus serrés, il n'y a pas le plus souvent d'absorption possible. Cette théorie peut également être applicable à toutes les maladies contagieuses.

Dans les climats tempérés, on a remarqué que les deux tiers de la population portaient le germe de la petite-vérole, et que l'autre tiers, soumis à une influence épidémique de cette maladie, ne la contractait pas; de même qu'autrefois il était rare de l'observer plusieurs fois chez le même sujet, tandis que ces exemples étaient communs dans les Indes et en Egypte, où il était ordinaire de voir des individus en être atteints quatre et cinq fois [1].

Enfin le docteur *Mead*, qui s'est occupé de la variole d'une manière particulière, prétend qu'elle parut pour la première fois dans le monde l'an 572, et qu'elle fut observée cette même année en

---

[1] *Tout le monde connaît cette observation de Borellus sur une femme de Boulogne, qui mourut à cent dix-huit ans après avoir eu sept fois la petite-vérole. Heureusement pour l'humanité que les observations de cette nature sont excessivement rares, car ce serait payer un peu cher son brevet de longévité.*

Arabie comme un événement qui coïncidait avec la naissance de Mahomet. Cependant *Marius*, évêque d'Avranches, qui assista en cette qualité au second concile de Mâcon, dit positivement dans sa Chronique, précieux monument pour l'histoire de France, qu'en 570 une maladie violente, qui consistait dans un cours de ventre et la *petite-vérole*, ravagea la Gaule et l'Italie. « *Hoc anno morbus validus cum profluvio ventris et* » *variola Italiam Galliamque valde afflixit.* » Nous laisserons tous les praticiens sans préjugés discerner lequel de ces historiens a tort ou raison; cette question n'étant plus pour nous à résoudre, nous nous sommes borné à recueillir ces différents faits, auxquels se rattachait une question capitale, celle que les partisans de la vaccine se sont le plus efforcés à combattre, nous voulons parler du *germe inné* de la petite-vérole. De cette question a dépendu en grande partie l'adoption de la vaccine. Le temps seul devait, par les résultats, nous prouver qui avait raison des partisans de cette opinion ou de ses antagonistes [1].

---

[1] Pour admettre l'hypothèse que le germe de la petite-vérole n'est pas inné dans l'homme, et que cette éruption n'est pas indispensable pour changer le tempérament de l'enfance, qui, étant ordinairement lymphatique, est converti par le seul fait de cette élimination en un tempérament sanguin, qui est le plus ordinaire au second âge, il faudrait

Nous n'avons pas cru nécessaire de mentionner *Freind* et quelques uns de ses contemporains, qui donnent à la petite-vérole l'Egypte pour patrie. La raison qui les a fait pencher pour le choix de ce pays était vraiment trop ridicule, puisqu'elle avait uniquement pour base le peu de salubrité de ce climat, qui a donné naissance à plusieurs maladies pestilentielles. Les faits ne venant pas à l'appui de cette opinion, qui ne peut être fondée sur le témoignage d'aucun historien, puisque les Ethiopiens ayant été jusqu'au sixième siècle une nation barbare, la connaissance qu'on a de ce peuple avant cette époque est si incertaine, qu'il serait impossible de prouver que cette maladie ait été observée chez eux avant d'avoir été connue en Europe. Enfin, une dernière version, qui ne fut pas du moins accréditée, est celle-ci. En 639, sous le règne d'*Omar* Ier, second calife

---

supposer que l'action du virus-vaccin neutralisât l'humeur variolique; or, nous prouverons plus loin que, d'après les expériences faites par des praticiens éclairés, le virus-vaccin est loin de jouir de cette vertu, et la petite-vérole que nous observons tous les jours sur des sujets vaccinés suffit pour confirmer les expériences, et prouver d'une manière incontestable que l'action de la vaccine ne jouit de la propriété de s'opposer à l'issue de l'humeur variolique que pendant un certain laps de temps, et que, lorsque la nature est arrivée au degré de force nécessaire pour surmonter cet obstacle, on voit immédiatement la petite-vérole survenir.

des Musulmans, *Amaron*, un de leurs chefs, entra en Egypte, y défit les troupes d'Héraclius, assiégea Memphis, et enfin, en 640, se rendit maître de toute l'Egypte. C'est dans cette irruption des Sarrasins que la petite-vérole se manifesta d'une manière épidémique, ce qui a donné lieu aux écrivains de dire qu'elle parut alors dans le monde pour la première fois, et que, prise chez les Sarrasins par les Arabes, leurs vainqueurs, elle passa de nouveau en Arabie, où elle avait déjà pénétré.

Ce n'est pas sur des documents aussi vagues qu'il est possible d'arrêter un jugement. Aucun des historiens qui ont recherché l'origine de la petite-vérole et ont essayé de tracer la marche de cette maladie n'a pu découvrir depuis quelle époque elle était connue en Chine; la plupart se bornent seulement à dire que l'inoculation de cette maladie s'y pratiquait plus de deux siècles avant que cette opération fût parvenue en Europe, et le père d'Entrecolles, jésuite missionnaire, qui observa la petite-vérole en 1685 dans le royaume de *Tonquin*, rapporte que les Chinois étaient dans l'habitude depuis longtemps de la donner aux enfants, ce qu'ils appelaient *semer la petite-vérole*. Cette maladie, dans ce même siècle, était connue de temps immémorial au Japon, où *Kampfer*, qui voyageait alors en ce pays, en a observé de trois espèces. *J. God Hahn*, médecin de Breslaw, a recueilli les différentes opinions des anciens [1]. Il résulte de son ouvrage que la description du charbon, particulièrement du charbon pestilentiel, donnée par les anciens, est celle de la petite-vérole.

Après avoir observé un grand nombre de fois l'influence salutaire que la petite-vérole opérait sur les organes pulmonaires, et les changements avantageux qu'elle déterminait dans la constitution générale, nous fîmes longtemps, dans les hôpitaux, des recherches anatomiques sur les sujets qui succombaient pendant les différentes périodes de cette maladie, afin de découvrir la cause de cette influence. Nous remarquâmes que chez presque tous les poumons paraissent être les organes où se passaient les principaux phénomènes de la maladie ; dans la plupart des cas, nous avons trouvé que cette région était le siége d'une inflammation et d'une congestion sanguine particulières ; ce sang dont les poumons étaient le plus souvent gorgés avait une couleur violacée ; nous avons souvent rencontré des adhérences des poumons à la plèvre costale et ces organes contenant une plus ou moins grande quantité de

[1] Variolarum antiquis nunc primum à Græcis erutæ. Brigæ, 1733, in quarto.

tubercules à l'état miliaire, ramollis au point de se laisser réduire à l'état liquide par la plus légère pression. Nous pensâmes que ce travail inflammatoire qui se passait ainsi dans les poumons devait servir à résoudre et à opérer l'élimination de ces tubercules. Nous en étions à rechercher par quelle voie pouvait se faire cette élimination, lorsque, le 17 décembre 1827, nous fûmes pris tout à coup d'une violente céphalalgie, d'une courbature et d'un malaise générale qui nous força de nous mettre au lit; la nuit, la céphalalgie étant devenue insupportable, nous nous pratiquâmes une saignée du bras de trois palettes environ. Comme, malgré cette saignée, le mal de tête allait toujours en augmentant, et comme nous avions éprouvé du délire pendant une grande partie de la nuit, nous fîmes prier M. le professeur Chomel de vouloir bien nous donner ses soins : il nous prescrivit une nouvelle saignée qui amena un peu de soulagement; le 19 ayant encore été agité pendant la nuit et continuant à éprouver la courbature générale, nous prîmes un bain chaud, dans lequel nous restâmes une heure environ. M. Chomel, qui arriva pendant que nous étions encore dans le bain aperçut quelques petits points rouges sur la face, il les reconnut aussitôt comme étant de nature variolique, puis ayant examiné nos bras, il vit qu'ils présentaient de *belles cicatrices vaccinales*. Nous ayant questionné pour savoir si depuis quelques jours nous n'avions pas été appelé à visiter quelque varioleux, nous lui répondîmes négativement, mais nous lui rappelâmes que, huit jours auparavant, nous avions pratiqué à l'hôpital de la Charité l'autopsie d'un sujet de 25 ans, mort dans le neuvième jour d'une éruption variolique. Il ne douta plus dès lors que nous ne nous fussions inoculé cette maladie, et nous donna l'heureux espoir que, grace à la vaccine, nous ne serions sans doute affecté que d'une légère *varioloïde*. Malgré cet heureux pronostic, nous fûmes pris le soir même d'un délire qui dura sept jours; lorsque nous recouvrâmes la connaissance, nous étions au huitième jour de l'éruption; les pustules que nous pûmes alors examiner étaient affaissées, larges et confluentes; à peine si sur la face il restait de petits intervalles entre les plaques pustuleuses; à la partie supérieure du front quelques boutons isolés commençaient à se couvrir d'une croûte jaune un peu molle, le reste de l'éruption avait encore des caractères inflammatoires très prononcés; l'aréole était très rouge et douloureuse, les pustules étaient blanches et en partie ombiliquées; sur les bras ce n'était déjà plus des squames minces qui recouvraient les plaques, mais bien des croûtes assez épaisses et adhérentes; sur le thorax, les pustules, quoique très nombreuses, étaient cependant moins confluentes qu'à la face, les boutons étaient blanchâtres, mamelonnés, les uns étaient ombiliqués et les autres sans ombilics; plusieurs présentaient un commencement de dessiccation jaunâtre au centre; sur les jambes et les pieds elles étaient encore à l'état de vésicules présentant un fond blanchâtre autour d'un point central de même couleur, elles étaient complétement remplies de sérosité d'un blanc opale; leur base était d'un rouge vif. Du huitième au onzième jour, les pustules présentent peu de changement; insomnie. Le douzième, les plaques de la face se sont affaissées et réunies entièrement; elles ont laissé écouler un liquide qui, en se concrétant, forme plusieurs croûtes assez consistantes et qui déterminent une grande démangeaison; la face a perdu en partie sa tuméfaction, mais les paupières sont encore un peu agglutinées.

Sur la poitrine quelques pustules commencent à se sécher, soit en se perçant d'abord et laissant écouler le liquide qu'elles contiennent, soit en se séchant au centre. Sur les autres parties du corps elles sont blanches, saillantes, molles, sans ombilic; l'aréole est moins rouge et est affaissée. Continuation de l'insomnie; treizième et quatorzième jours, à peu près le même état : les pustules commencent à se dessécher, particulièrement celles de la face ; un peu de sommeil les deux derniers jours. Le quinzième, les croûtes de la face commencent à se détacher, et laissent des surfaces inégales, roses et humides ; les pustules de la poitrine sont presque toutes sèches, plusieurs même ont complétement disparu ; les mains sont entièrement dégonflées et les paupières s'ouvrent complétement. Dix-huitième jour, presque toutes les croûtes sont tombées, mais il survient sur différentes parties du corps une douzaine de furoncles, que les cataplasmes firent terminer par suppuration.

Le 22e, nous entrons en convalescence.

Cette maladie, en changeant notre constitution, qui de frêle et délicate qu'elle était auparavant est devenue robuste, nous confirma entièrement dans l'opinion que la petite-vérole était une affection salutaire. Plusieurs observations analogues à la nôtre, que nous recueillîmes postérieurement, nous confirmèrent cette vérité, et nous décidèrent à ne vacciner aucun de nos enfants. Nous eûmes bientôt à nous louer de cette sage mesure, car à la suite d'une pneumonie du côté droit qu'éprouva notre fils aîné, alors âgé de huit ans, l'auscultation de la poitrine ayant démontré dans le poumon malade la présence de tubercules dont plusieurs même étaient arrivés à un degré de dégénérescence incontestable, nous eûmes recours à la petite-vérole pour l'arracher à une mort certaine. Plusieurs confrères nous donnèrent l'avis de l'envoyer à la campagne. Après lui avoir appliqué un vésicatoire au bras, nous l'emmenâmes au Vaudreuil (Normandie), où nous nous fixâmes pendant quelque temps; ce changement d'air opéra dans la santé de l'enfant une amélioration notable: il reprit même un peu d'embonpoint; mais la respiration était toujours gênée; un bruit de gargouillement se faisait bien clairement entendre à la partie supérieure du poumon droit; les crachats, qui étaient très abondants avant notre départ de Paris, avaient beaucoup diminué: ils étaient toujours de mauvaise nature et parfois mêlés de petits filets sanguins; la toux avait également diminué de fréquence; elle était devenue plus sèche et n'était que légèrement douloureuse, le matin, lors de l'expectoration des crachats amassés pendant la nuit. Cet état dura jusqu'à la fin de l'automne 1836 où des symptômes alarmants vinrent alors se manifester de nouveau: la toux devint plus fréquente, l'expectoration plus abondante, et une petite fièvre continue, accompagnée de légers frissons, en se manifestant vers cette époque, amena bientôt un amaigrissement général: le malade était pâle, et dans des paroxysmes qui le prenaient régulièrement chaque soir, la pommette de la joue droite se colorait d'une manière passagère.

17 octobre. Application sur la région dorsale correspondante au poumon malade d'un emplâtre de poix de Bourgogne saupoudrée de 6 grains de tartre stibié.

19 octobre. L'emplâtre, qui détermine une douleur vive, est levé; toute la partie qu'il occupait est couverte de petits boutons miliaires blanchâtres.

21 octobre. Peu de diminution dans la toux; l'expectoration est toujours aussi abondante; sueurs nocturnes. Ces symptômes, loin de s'amender, paraissent augmenter; nous nous décidons dès lors à lui inoculer la petite-vérole comme dernière chance de salut. Ayant appris que M. le docteur *Picard*, médecin à Louviers, donnait ses soins à un enfant de 14 ans atteint d'une petite vérole confluente, et qui se trouvait dans le dixième jour de l'éruption, nous conduisîmes notre fils chez ce malade, avec qui nous le laissâmes séjourner deux heures environ; nous prîmes un mouchoir dont l'enfant s'était servi pendant plusieurs jours pour essuyer ses pustules. Cette visite fut faite le 21 octobre.

Le soir, en couchant l'enfant, le mouchoir

lui fut appliqué sur la poitrine et fixé par un gilet de flanelle : la nuit, sueur plus abondante, agitation pendant laquelle le mouchoir, mal assujetti, est défait et se retrouve le matin entre la face et l'oreiller.

23 octobre. Le matin, au réveil, frisson, inappétence, toux moins fréquente, expectoration moins abondante; le soir, absence du paroxysme; c'est à peine si le mouvement fébrile est sensible; la partie de la figure qui se colorait pendant cette fièvre ne se fait plus observer.

Jusqu'au 28 la toux va toujours en diminuant, devient plus sèche; la fièvre est presque nulle; de temps à autre seulement le malade éprouve de petits frissons.

28 octobre. Malaise général, céphalalgie, frissons suivis de fièvre, douleurs dans les membres et dans les lombes, expectoration sanguine, étourdissement, bourdonnement dans les oreilles. Prescription : 12 sangsues à l'anus, infusion pectorale gommée pour boisson, diète.

29. Soulagement général, diminution de la céphalalgie, ainsi que de la douleur lombaire; la face est rouge, et en l'examinant avec attention, on aperçoit une foule de petits points coniques très peu saillants, siégeant principalement sur les joues et au front; sur le reste du corps on en dé-

couvre également quelques uns qui sont semés çà et là. Il n'y a eu dans toute la journée qu'une expectoration ; elle contenait encore quelques stries sanguines.

30 octobre, deuxième jour de l'éruption. Le malaise général a complétement cessé; il y a eu cette nuit une abondante épistaxis, les pustules de la face sont plus saillantes, plus larges et coniques, plus rouges à la circonférence qu'au centre. Sur le menton, quelques unes ont déjà passé à l'état de vésicules à base rouge. Les boutons de la poitrine sont devenus beaucoup plus abondants; quelques uns sont à l'état de vésicules blanchâtres; celles du ventre et des extrémités sont beaucoup moins saillantes et moins nombreuses que celles de la face et de la poitrine. La peau est chaude et moite; le pouls, large et plein, donne cent douze pulsations. Respiration gênée, le gargouillement qui avait lieu dans le poumon droit a complétement cessé de se faire entendre; par l'auscultation, il est facile de s'assurer que l'air pénètre difficilement dans ce poumon. Le malade n'a eu qu'une expectoration dans toute la journée. Continuation de la même tisane. Lavement émollient.

31 octobre, troisième jour de l'éruption. Les papules des joues ont passé à l'état de vésicules. Elles sont entourées d'une aréole inflammatoire

qui donne à la face une vive coloration; on aperçoit au centre de quelques unes une légère dépression; aucune pour la grosseur ne dépasse le volume d'une lentille.

Les yeux ne sont ni sensibles à la lumière, ni douloureux; la conjonctive est injectée, les boutons du bord libre des paupières ont un peu blanchi. A la poitrine, les pustules contiennent un liquide lactescent; elles sont peu saillantes, et ne présentent pas encore la dépression centrale. Leur aréole est très rouge; de nouveaux boutons ont apparu sur le ventre, sur les membres; ils sont également en plus grand nombre qu'hier : leurs caractères physiques sont les mêmes que ceux de la poitrine; insomnie, angine gutturale, grande gêne de la déglutition. Sensibilité du ventre; toux légère, avec expectoration muqueuse, pouls encore un peu dur; cent pulsations; respiration plus libre; peau moite.

Le lavement a déterminé une forte évacuation de matières dures.

Prescription. Tisane pectorale gommée, demilooch blanc du Codex, cataplasme de farine de lin sur la région abdominale, lavement émollient.

1er novembre, quatrième jour de l'éruption. Peu de changement; les boutons de la face ont suivi leur marche ordinaire; ils paraissent s'être rapprochés les uns des autres; les intervalles qui les séparent sont très rouges; il y a un commencement de tuméfaction de la face; la douleur de gorge est moins vive, le ventre moins douloureux, la toux n'a pas augmenté; même prescription.

2 novembre, cinquième jour de l'éruption. Le malade a éprouvé du délire pendant la nuit, ce qui a nécessité l'emploi de cataplasmes sinapisés, appliqués aux mollets et enlevés au bout de dix minutes environ. Le matin un peu plus de calme, mais cependant le délire persiste encore. Céphalalgie, douleur et cuisson dans les yeux; injection de la conjonctive, toux fréquente, sèche; la déglutition est devenue plus facile, la langue est humide, blanche au centre; elle contient plusieurs pustules sur ses bords; le lavement n'a produit aucun effet. Prescription : infusion de mauve édulcorée avec le sirop d'althæa; quatre sangsues à l'anus, looch huileux.

3 novembre, sixième jour de l'éruption. Les pustules de la face sont les unes réunies en groupes de trois ou quatre, et forment des plaques peu saillantes, d'un blanc jaunâtre, présentant au centre un commencement de dessiccation; les autres, à l'état de vésicules blanchâtres, acuminées ou légèrement ombiliquées; dans les intervalles des boutons, la peau est rouge et tuméfiée; sur la poitrine, les pustules ont un volume très va-

riable; il en existe de très petites, d'autres de la grosseur d'une lentille : elles sont entourées d'une aréole inflammatoire très prononcée; aux membres, l'éruption se présente avec les mêmes caractères, seulement sur le dos des mains les boutons sont plus volumineux, plus réguliers dans leur grosseur, et sont à une période moins avancée de leur évolution; ils se montrent sous forme de vésicules isolées, à base rouge; ils ont un reflet nacré blanchâtre. Intégrité des facultés intellectuelles; la céphalalgie a beaucoup diminué, les yeux sont en partie fermés par la tuméfaction des paupières. La gorge n'est presque plus douloureuse, le pouls est faible, mou, et donne cent deux pulsations. Toux nulle. Prescription : tisane de mauve alternée avec du bouillon de poulet; looch huileux; la face sera graissée trois fois par jour avec la pommade suivante :

Axonge.	℥ ij
Proto-chlorure de mercure sublimé lavé.	ʒ ij
Laudanum de Rousseau.	G^{tt} xxx

Mêlez.

4 novembre, septième jour de l'éruption. La tuméfaction de la face n'a pas augmenté; le malade éprouve moins de démangeaison vers cette région qu'il n'en ressentait avant l'application de la pommade; il a eu un peu de sommeil sans agitation, ce qu'il n'avait pas encore éprouvé depuis

le commencement de la maladie; les boutons de la face n'ont pas augmenté de volume, ceux de la poitrine et des membres ont acquis leur summum de développement; ils sont d'un blanc jaune, saillants, déprimés à leur partie centrale; leur surface est comme criblée de points demi-transparents, qui indiquent les parties où existe encore de la sérosité; quelques uns sont recouverts de croûtes jaunes; aux mains, ce ne sont encore que de grosses vésicules acuminées, dont le liquide est moins transparent que la veille; le pouls est large, régulier, donnant quatre-vingt-seize pulsations; la respiration est libre et paraît déjà avoir acquis plus d'étendue; l'enfant est calme et n'accuse aucune douleur.

Même prescription, plus un lavement émollient.

5 novembre, huitième jour de l'éruption. Presque toutes les pustules de la face se sont desséchées, elles ont acquis une couleur brune; celles qui ne sont pas encore croûteuses ont déjà perdu leur transparence; à la poitrine, les croûtes commencent à se former au centre de quelques unes des pustules; les boutons des mains commencent également à perdre leur transparence; la langue est toujours couverte d'un enduit blanchâtre, les pustules qu'elle présentait sur ses bords sont entièrement cicatrisées; la respiration est très

libre, elle a évidemment acquis plus d'étendue; le ventre n'est plus douloureux, malgré une constipation de plusieurs jours; le pouls est régulier, il donne le même nombre de pulsations que la veille; anxiété.

Prescription. Infusion de fleurs de guimauve légèrement lactée et sucrée; bouillon de poulet; lavement de décoction de graine de lin, avec addition d'une once d'huile d'amandes douces. Continuation des applications de pommade sur les pustules de la face.

6 novembre. Neuvième jour de l'éruption. La tuméfaction de la face a sensiblement diminué; celle des paupières, ayant complétement cessé, permet de voir les yeux, qui ne sont nullement injectés; plusieurs croûtes commencent à se détacher sur différentes parties du visage; les boutons sur le reste du corps ont perdu de leur transparence. Les symptômes généraux n'ont point varié depuis la veille. Même prescription.

Dixième jour. Presque toutes les pustules des différentes parties du corps sont recouvertes de croûtes; plusieurs de celles de la face sont déjà tombées. Le malade demande des aliments à grands cris; il éprouve toujours de l'anxiété. Nul changement dans les symptômes généraux. Il y a eu une évacuation assez abondante. Nous ajoutons trois bouillons de bœuf à la prescription de la veille.

Onzième jour. Même état.

Douzième jour. La face n'a plus que le volume naturel ; elle est encore recouverte d'une partie de ses croûtes, qui sont devenues d'une couleur brune ; les yeux s'ouvrent largement, sans difficulté ; la poitrine est recouverte de croûtes isolées, dont une partie, desséchée, commence à se détacher ; les boutons qui se trouvent à la face dorsale des mains sont ceux dont la dessiccation est le moins avancée ; plusieurs même ont encore une partie de leur transparence ; partout l'aréole inflammatoire s'est affaissée.

Treizième jour. Le malade demande toujours des aliments. Nous remplaçons les trois bouillons par le même nombre de vermicelles très clairs. Continuation des mêmes remèdes.

Du quatorzième au vingtième jour de l'éruption. Les croûtes se détachent généralement ; elles laissent sur la figure des traces superficielles d'une couleur rose plus foncée que la peau qui n'a pas été atteinte, et présentent une couleur brune plus marquée à la circonférence, laquelle est bordée par un petit liseré squameux formé par l'épiderme de la peau restée saine ; sur les mains et les pieds, la desquamation est beaucoup moins avancée que sur le reste du corps.

Du vingtième au trentième jour de l'éruption. La maladie ne présente plus rien de particulier ; la respiration est devenue très libre, mais la partie du thorax correspondant au poumon droit reste évidemment plus affaissée que l'autre côté.

Le trente-unième jour. Nous administrons un léger purgatif que nous renouvelons le trente-troisième. Ces purgatifs ont produit de bons effets, et le malade entre en convalescence le lendemain.

Pendant cette maladie, le vésicatoire que l'enfant portait au bras s'est séché, et la partie qu'il occupait a été préservée de pustules. La respiration se fait entendre dans toute l'étendue des deux poumons. La toux et les expectorations ayant complétement cessé, nous ne jugeons pas utile d'ouvrir un nouveau vésicatoire.

Depuis cette époque, l'enfant est devenu gras et frais, et n'a pas encore éprouvé la plus légère indisposition. La couleur rosée des taches de variole a été remplacée par quelques petites marques à peine visibles. Nous attribuons au calomel l'effet préservatif des cicatrices qui résultent ordinairement de ces boutons ; car, l'ayant également employé depuis cette observation sur plus de vingt-cinq malades, nous avons eu chez tous le même résultat.

Nous avons recueilli, dans les cahiers des

internes des hôpitaux de Paris, plusieurs observations dont les unes démontrent d'une manière évidente les changements avantageux opérés dans la santé par la petite-vérole, et les autres font voir, par les autopsies, le travail éliminatoire dont les poumons sont le siége. Ces observations pouvant être vérifiées par tous les praticiens qui voudront se livrer à des recherches, nous avons pensé, afin de ne pas donner à cet ouvrage plus d'étendue que nous ne nous étions proposé, qu'il suffirait d'en exposer seulement quelques extraits susceptibles de démontrer l'analogie qui existe entre les affections varioliques et les maladies tuberculeuses.

HÔPITAL DES ENFANTS. PREMIÈRE DIVISION DES GARÇONS. INTERNE, M. CAYOL.

Variole chez un sujet qui avait tous les symptômes de la chlorose.

Le 10 février 1808 entra à l'hôpital, pour une affection chlorotique, le nommé *Saintat* (Nicolas), âgé de neuf ans. Il fut couché au n. 13 de la première division. Il se déclara chez cet enfant une petite-vérole discrète, qui suivit sa marche sans accident, et qui ne fut remarquable que par la pâleur excessive des pustules. Après cette maladie, l'enfant prit beaucoup plus de vigueur qu'il n'en avait auparavant à l'état de santé, tout en conservant encore pendant quelque temps le teint des chlorotiques.

Au n. 4 de la même salle, succomba, pendant la petite-vérole, le 19 novembre 1808, un enfant âgé de deux ans. L'autopsie de la poitrine montra le poumon droit gorgé de sang et endurci vers les premières divisions bronchiques, et le poumon gauche parsemé de tubercules miliaires, adhérent aux côtes, et imperméable à l'air dans presque toute son étendue.

Au n. 34 de la même salle, mourut également pendant la variole, le 16 décembre 1808, un enfant âgé de sept ans, dont l'autopsie montra les deux poumons adhérents à la plèvre costale et remplis de tubercules miliaires ; plusieurs tubercules scrophuleux enkystés et du volume d'une noisette étaient situés au devant de la première bifurcation des bronches.

Au n° 21 de la salle n° 4, entra, le 15 juillet 1809, le nommé Blin (Nicolas), âgé de 5 ans. Cet enfant était au vingt-unième jour d'une coqueluche qui lui était survenue à la suite de la rougeole ; il contracta, quelques jours après son entrée à l'hôpital, une variole, à laquelle il succomba le huitième jour.

A l'autopsie, on trouva le poumon droit hépatisé, offrant des tubercules vers sa racine ; son tissu était facile à réduire en pulpe ; par une légère pression il s'en échappait une sanie violette. Le lobe supérieur du poumon gauche était sain ; l'inférieur, de même que le poumon droit, contenait une grande quantité de tubercules miliaires. Le foie était consistant et gorgé d'un sang noir. Enfin, le résultat obtenu par M. Serres, médecin à l'hôpital de la Pitié, prouve, d'une manière physique, l'identité de la matière tuberculeuse et de la matière variolique.

M. Serres ayant lu dans *Zimmermann* l'observation d'une femme qui portait, au moment où elle eut la petite-vérole, un emplâtre de Vigo-cum-mercurio sur une tumeur syphilitique, et qui eut tout le corps, excepté la partie où l'emplâtre avait été appliqué, couvert de pustules, il entreprit une série d'expériences afin de constater si l'effet préservatif était dû au mercure, ou simplement à la soustraction du contact de l'air. Il fit comparativement recouvrir la partie qu'il voulait préserver des pustules avec de l'emplâtre diachylum d'une part, et de l'emplâtre de Vigo-cum-mercurio de l'autre. Dans le premier cas, les pustules se manifestèrent de même que sur les parties non préservées du contact de l'air, tandis que dans le second cas toutes les pustules avortèrent. Ainsi convaincu que l'avortement des pustules était bien dû au mercure, il adopta un traitement auquel il donna le nom de *traitement abortif*, et dont nous allons exposer plusieurs observations qui ont été recueillies par M. le docteur Gabriel, alors interne dans le service de M. Serres.

Variole semi-confluente sur un sujet non vacciné.

Hôpital de la Pitié, salle St-Athanase, n° 9. (Service de M. Serres; interne, M. Gabriel.)

Traitement abortif.

Bonnet (Jean), âgé de 15 ans, ferblantier, demeurant rue des Billettes, n. 20, 7e arrondissement. Ce jeune homme éprouva, le 29 janvier 1835, une courbature générale, accompagnée d'une vive douleur épigastrique et de nausées fréquentes; ces symptômes persistèrent jusqu'au 1er février, jour où apparurent quelques boutons de variole. Le 3 février, l'éruption est considérable à la face; les boutons commencent à s'y ombiliquer; sur la poitrine, le ventre et les extrémités, l'éruption est régulière; elle s'est faite par plaques. Le dos est, après la face, la partie qui a le plus de pustules. Partout l'aréole est très vive.

Angine; le pharynx est couvert de pustules blanchâtres; yeux larmoyants, douleurs dans les articulations fémoro-tibiales.

Le soir même de l'arrivée du malade à l'hôpital, 2e jour de l'éruption, application sur toute la figure et le front d'emplâtre de Vigo-cum-mercurio rendu presque liquide par l'addition d'une certaine quantité d'huile d'olives; application simultanée de sinapismes aux extrémités inférieures.

4 février. L'emplâtre de Vigo a été enlevé en grande partie pendant la nuit par le frottement des joues du malade contre le drap ; il n'est pas réappliqué. Il n'y a pas eu de céphalalgie.

6 février. Angine plus forte, déglutition très difficile... Huit sangsues sont appliquées aux apophyses mastoïdes; sinaspismes aux mollets.

7 février, sixième jour de l'éruption. On enlève avec du cérat ce qui reste sur la figure d'emplâtre de Vigo. Les pustules de cette partie qui avaient paru les premières sont moins développées que celles du corps. Il y a cependant un peu de suppuration à leur centre ; leur aréole est pâle.

9 février. Il se fait une éruption secondaire, intermédiaire à la première, mais moins considérable. Elle a lieu sur tout le corps, excepté à la face : yeux douloureux, rouges ; cautérisation avec le nitrate d'argent de deux pustules développées sur la conjonctive palpébrale inférieure gauche. Le soir, exsudation puriforme entre les

paupières ; lotions avec eau de racine de guimauve.

15 février. L'examen le plus attentif ne peut faire découvrir un atome de pus dans aucune des pustules de la face ; *ces pustules sont transformées en une sorte de tubercules rougeâtres, légèrement saillants sous la peau, et blanchissant par la pression.*

17 février. Les tubercules sont moins élevés ; leur couleur est moins foncée, plutôt rose que rougeâtre, et se rapproche davantage de la teinte naturelle de la peau.

19 février. Toutes les parties qui n'ont pas pustulé sont le siége d'une rubéole plaquée ; les parties où cette rubéole est le plus considérable sont celles où les pustules étaient moins confluentes. La face est encore exempte de cette nouvelle éruption qui, le 22, a complétement disparu.

Le malade entre en convalescence les jours suivants, et sort de l'hôpital le 24 mars, portant encore sur la figure quelques rougeurs, mais aucune cicatrice.

Variole semi-confluente.

(Non vacciné.)

HOPITAL DE LA PITIÉ, SALLE SAINT-ATHANASE, N. 4.
SERVICE DE M. SERRES.

(Application d'emplâtre de Vigo-cum-mercurio.)

Collot (Clément), âgé de 35 ans, cordonnier, demeurant n. 21, rue St-Jacques, 12e arrondissement. Cet homme est pris, du 13 au 14 juillet 1835, de fièvre avec sueurs abondantes, céphalalgie, courbature générale. Saignée du bras. Dans la journée du 17, apparition de quelques boutons de variole. 18 juillet, entrée à l'hôpital. 19 juillet, boutons développés, peu nombreux, excepté à la face, où ils sont et plus gros et plus confluents; pustules à la voûte palatine, à la face interne des deux lèvres, à la face inférieure de la langue. La céphalalgie continue; les sueurs sont toujours abondantes.

Ce même jour, 3e de l'éruption, application sur les deux joues d'emplâtre de Vigo-cum-mercurio, de deux pouces de diamètre environ.

20 juillet, 4e jour de l'éruption, la céphalalgie a disparu. Sommeil pendant une partie de la nuit; angine pharyngienne.

24 juillet, 8e jour de l'éruption. On enlève les emplâtres des joues, après cinq jours d'application. A l'exception de trois pustules qui contiennent encore un peu de pus, toutes sont réduites à l'état de *tubercules*. Les pustules des différentes parties du corps sont en pleine suppuration.

28 juillet, 12e jour de l'éruption. La rougeur des tubercules des joues est un peu moins vive ; elle est uniforme. Les pustules environnantes sont couvertes de croûtes épaisses et dures.

8 août, 23e jour de l'éruption. La plupart des croûtes de la face sont tombées ; elles laissent à découvert des cicatrices plus ou moins profondes, surtout au front : ces cicatrices sont d'un rouge foncé. Les tubercules des joues sont moins saillants ; la desquamation y est presque invisible. Dans l'épaisseur de la barbe, quelques pustules se sont terminées spontanément par *tubercules* et ne donnent point lieu à des cicatrices.

10 août. Le malade sort guéri de l'hôpital.

Variole semi-confluente.

(Non vaccinée.)

HOPITAL DE LA PITIÉ, SALLE SAINT-ATHANASE, N. 8.
SERVICE DE M. SERRES.

(Traitement par les frictions avec l'onguent napolitain, la pommade iodurée et l'acétate de plomb cristallisé.)

Kieffer (Chrétien), inscrit sous le nom de *Riffard*, âgé de 30 ans, serrurier, demeurant 25, rue Poissonnière, 3e arrondissement, entra à l'hôpital le 24 août 1835, dans la salle de chirurgie, pour y être traité d'une blennorrhagie.

5 septembre. Malaise, frissons, fièvre, céphalalgie.

8 septembre. Saignée, apparition de quelques boutons de variole sur la figure.

9 septembre. Le malade passe dans les salles de médecine. Boutons d'un rouge uniforme, dans quelques uns seulement à la face un point de sérosité claire au centre; boutons peu nombreux sur le corps, assez confluents sur les extrémités, et surtout à la figure; quelques uns sont réunis, et donnent lieu à une plaque rouge plus ou moins large; quelques pustules à la voûte palatine. Pas de symptômes généraux qui méritent d'être notés.

Ce jour même, 2e de l'éruption. Frictions sur toute la figure pendant cinq minutes, avec onguent napolitain ℥ß.

Le soir, même opération. Application, à la partie externe du bras gauche, d'une compresse large comme la paume de la main, sur laquelle on a étendu de la pommade iodurée ; à la partie correspondante du bras droit, d'un emplâtre composé de sous-acétate de plomb cristallisé, ℥ß, axonge ℥j. (Mêlez.) On avait constaté qu'il existait sur ces parties à peine quelques boutons peu développés.

10 septembre, 3e jour de l'éruption. Les boutons de la poitrine sont plus saillants ; l'aréole qui les entoure est plus nette. Un point blanchâtre se manifeste au centre de presque tous. De nouveaux boutons ont apparu ; ce qui est facile à constater, car non seulement la poitrine en est évidemment plus chargée, mais encore l'inégalité de volume qui existe entre chacun de ces boutons démontre leur éruption successive. Sur la figure on ne remarque pas le mouvement de progrès observé sur la poitrine. Les aréoles sont un peu plus pâles : cela tient peut-être à la couleur terne communiquée par l'onguent napolitain. Quatre pustules seulement se sont développées comme celles du reste du corps. Cet état des pustules de la face est d'autant plus remarquable

que les pustules du cou se sont développées, et qu'il y a ainsi, au niveau du bord de l'os maxillaire inférieur, une ligne de démarcation bien sensible entre les pustules naturelles et les pustules modifiées.

On renouvelle les frictions mercurielles en même quantité, et pendant le même espace de temps, matin et soir.

11 septembre. Angine pharyngienne; 12 sangsues au niveau des glandes maxillaires; continuation des frictions mercurielles comme hier.

12 septembre, 5e jour de l'éruption. Les pustules de la face contiennent moins de pus, sont moins développées que celles du corps; elles sont en très petit nombre sur le front. Le nez et la lèvre supérieure sont un peu gonflés. Les pustules de la poitrine et des extrémités ont encore grossi et sont entourées d'aréoles très vives. Sous l'emplâtre d'acétate de plomb cristallisé, il n'y a pas de modification notable; les pustules y sont un peu moins nombreuses qu'à l'avant-bras.

Sous la pommade iodurée qui a été appliquée très mince, l'élévation de la cupule est moindre qu'à l'avant-bras. Continuation des frictions mercurielles.

13 septembre. Pas de frictions.

14 septembre, 7e jour de l'éruption. La suppuration dans les pustules du front a notable-

ment diminué ; les plus grosses sont du volume d'une tête d'épingle ; les plus petites sont à peine perceptibles ; elles sont d'autant plus rapprochées qu'elles sont moins larges. Dans d'autres pustules, la suppuration a tout à fait disparu. Ces pustules sont devenues de *véritables tubercules* roses, dont quelques uns même commencent à pâlir et à disparaître sans desquamation apparente. En considérant attentivement toutes ces pustules, on en suit parfaitement bien le degré d'avortement, depuis celles qui ne sont qu'à peine modifiées, jusqu'à celles qui sont si petites qu'elles échappent à la vue. Les pustules les plus rebelles sont celles qui se trouvent dans la barbe. Les yeux, les lèvres, ont dégonflé ; la base du nez seule conserve un peu de rougeur. Les pustules du corps suivent la marche naturelle ; quelques unes sont de la grosseur d'un cristallin, la plupart moins volumineuses ; elles sont en pleine suppuration.

Salivation. L'on cesse définitivement les frictions mercurielles.

15 septembre. La salivation continue, les gencives sont gonflées. Prescription : gargarisme hydrochlorique.

19 septembre. La salivation a presque entièrement cessé.

20 septembre, 13e jour de l'éruption. Les pus-

tules de la face et du front ont toutes disparu ; *elles sont remplacées par des tubercules à peine saillants* au-dessus du niveau de la peau. La plupart des pustules de la poitrine sont d'un jaune foncé, bistre ; elles n'ont pas éprouvé de desquamation. La cupule en est très dure, résistante et saillante sous le doigt ; les autres pustules de la poitrine et des membres se desquament ; aux mains les cicatrices sont profondes.

25 septembre, 18e jour de l'éruption. Convalescence.

22 octobre. Le malade sort de l'hôpital : *ses joues présentent dans tous les points où existaient les pustules de petites rougeurs, sans saillie comme sans enfoncement.*

Petite-vérole semi-confluente observée sur un sujet vacciné.

Hôpital de la Pitié, salle Saint-Athanase, n° 27, service de M. Serres, interne M. Gabriel.

(Emploi de l'emplâtre de Vigo - c. - m., de diachylum gommé, frictions avec l'onguent napolitain.)

Peyerlé (André), âgé de vingt-neuf ans, maître de langues, demeurant rue Tirechappe, 19, quatrième arrondissement. Cet homme est entré à l'hôpital le 3 juin 1835, pour une angine œdémateuse et inflammatoire des voiles du palais; on lui applique le jour même de son entrée quarante sangsues au cou. 4 juin, saignée de douze onces, trois scarifications sur la partie malade.

L'emploi de ces moyens et des cataplasmes émollients favorise la résolution de l'engorgement. Le malade commence à peine à entrer en convalescence lorsque, le 11 juin, il est pris de frissons, de fièvre et de céphalalgie.

14 juin, quelques boutons de variole commencent à paraître sur la face.

20 juin, septième jour de l'éruption, les pustules sont déjà remplies de liquide, l'aréole inflammatoire est d'un rouge vif; figure œdématiée, respiration et déglutition devenues difficiles par le retour de l'angine. Pouls développé, fréquent.

Ce même jour, application sur le bras droit du malade d'un emplâtre de diachylum gommé de la largeur de la paume de la main; sur le bras gauche, application d'un emplâtre de Vigo de la même largeur. Sur le cou, frictions avec l'onguent mercuriel double. (Cette friction est employée dans le double but d'expérimentation sur les pustules, et comme résolutif contre l'inflammation des voiles du palais et des amygdales.)

21 juin, huitième jour de l'éruption, deuxième de l'application, les pustules situées sous l'emplâtre de diachylum n'ont subi aucune modification, une seule qui paraissait beaucoup plus grosse que les autres semble être un peu aplatie. Les pustules que recouvrait l'emplâtre de Vigo-c.-m. sont pâles, presque sans aréole : le liquide a en grande partie disparu. On fait réappliquer de nouveau l'emplâtre de Vigo-c.-m.

24 juin, onzième jour de l'éruption. Les pustules situées sous cet emplâtre ne contiennent plus de pus, et sont *réduites en véritables tubercules,* semblables à ceux déjà décrits dans les précédentes observations. Les pustules du cou qui ont été en contact avec l'onguent mercuriel sont moins développées que celles de la face, elles sont évidemment modifiées.

28 juin, quinzième jour de l'éruption. Desquamation des tubercules du bras.

1er juillet, dix-huitième jour de l'éruption. *Il n'y a plus de traces de tubercules* aux endroits où ont été appliqués l'emplâtre de Vigo et l'onguent mercuriel. Le corps et la figure sont couverts de pustules croûteuses, dont la desquamation ne fait que commencer.

6 juillet. Le malade sort guéri de l'hôpital.

Variole semi-confluente.

(Vaccine incertaine.)

HOPITAL DE LA PITIÉ, SALLE SAINT-ATHANASE, N° 33, SERVICE DE M. SERRES.

(Emplâtre de Vigo-c.-m.)

Bauchetti (Laurent), âgé de vingt-deux ans, fumiste, demeurant rue du Faubourg-Saint-Martin, 8, cinquième arrondissement. Ce jeune homme a éprouvé le 2 juin des frissons le long de la colonne vertébrale et dans la jambe; état de malaise général, céphalalgie intense: point de symptômes gastriques. Cet état s'est prolongé jusqu'au 6 juin; constipation depuis trois ou quatre jours; elle cesse par l'administration de la crême de tartre. Dans la journée, quelques boutons de variole apparaissent. 11 juin, jour de l'entrée du malade à l'hôpital, cinquième de l'éruption, le corps et surtout la face sont couverts de pustules ombiliquées, il y en a peu aux extrémités. Le liquide contenu dans les pustules est abondant, l'aréole inflammatoire peu apparente. Les boutons des mains semblent un peu plus développés que ceux de la figure; quelques pustules blanchâtres existent sur la voûte palatine et à la face interne des lèvres, une seule à la face inférieure de la langue. Les yeux paraissent être le point confluent des pustules ; les paupières sont rouges, gonflées ; le nez œdématié. Déglutition difficile, dents sèches, respiration non accélérée, pouls peu développé : quatre-vingt-dix pulsations. Chaleur modérée.

Ce même jour, on couvre d'emplâtre de Vigo-c.-m. les deux joues du malade, laissant à découvert le front, les lèvres et le bas de la figure.

12 juin, sixième jour de l'éruption. Le cercle inflammatoire des pustules est plus rouge ; la face est plus tuméfiée ; quelques pustules nouvelles apparaissent surtout aux extrémités.

Sous l'emplâtre de Vigo, l'aréole inflammatoire des pustules a presque entièrement disparu, la quantité du liquide contenu dans les cupules a diminué. Réapplication de l'emplâtre. Le soir, céphalalgie, sinapismes aux jambes.

13 juin, septième jour de l'éruption. Les pustules sont en pleine suppuration, les plus avancées sont celles de la partie de la face que l'emplâtre de Vigo ne recouvre pas. Les ganglions sous-maxillaires sont sensibles ; les carotides battent avec force.

14 juin, quatrième jour de l'application du topique mercuriel. On enlève l'emplâtre, les pustules affaissées contiennent un peu de pus à leur centre.

16 juin, dixième jour de l'éruption. La suppuration contenue dans les pustules de la face a totalement disparu; soumises à l'expérimentation, *ces pustules sont devenues de simples tubercules rouges*, semblables à ceux dont il est question dans les précédentes observations, tandis que les pustules du front et des lèvres ont abondamment suppuré, et commencent à se dessécher par leur centre.

23 juin, dix-septième jour de l'éruption. Les tubercules des joues sont rosés, à peine saillants au dessus du niveau de la peau. La desquamation y est insensible, si toutefois elle a lieu; les cupules paraissent s'être entièrement réappliqués au corps muqueux. Les pustules du front et des lèvres sont croûteuses, quelques unes sont déjà enlevées, et laissent apercevoir une surface rouge, violette, inégale. — Convalescence.

27 juin, jour de la sortie du malade de l'hôpital. La modification des pustules de la face est encore plus sensible.

EXAMEN ANATOMIQUE DES PUSTULES VARIOLIQUES.

C'est en examinant anatomiquement les pustules de petite-vérole qu'on pourra reconnaître que leur contenu est en partie composé d'une matière blanchâtre en tout point semblable dans ses caractères physiques à la matière tuberculeuse, et que ces deux matières sont parfaitement identiques [1]. En incisant verticalement les pustules varioliques, de manière à les diviser en deux parties égales, on distingue en procédant de dehors en dedans : 1° Une ligne blanchâtre formée par l'épiderme épaissi; 2° au dessous une couche purulente; 3° plus inférieurement une ligne rougeâtre formée par le corps réticulaire enflammé; 4° plus profondément encore le chorium non altéré; 5° enfin, au centre même des pustules, un *petit corps blanchâtre* dont l'extrémité supérieure filiforme s'implante au milieu de l'ombilic, tandis que l'inférieure renflée est adhérente au corps réticulaire enflammé.

M. Deslandes, qui avait déjà mentionné cette matière blanchâtre, la considérait comme un conduit excréteur de la peau; quant à nous, nous pensons qu'elle est uniquement formée de tubercules éliminés. Sur la fin de la suppuration cette matière perd son adhérence, se dessèche et constitue ces croûtes qui tombent vers le seizième jour. Quelques anatomistes ont pensé que cette dépression centrale qu'on remarque sur les pus-

---

[1] M. Gendrin, qui s'est occupé de recherches anatomiques sur les pustules varioliques, a observé, à l'aide d'injections, qu'il y avait une grande dilatation des capillaires.

tules varioliques était produite par un filament cellulaire, dont l'extrémité supérieure répondait à l'épiderme et l'extrémité inférieure adhérait à une espèce de *fausse membrane*, en se divisant en plusieurs branches visibles au microscope et en se perdant dans l'épaisseur du derme. Les boutons de la *varioloïde* se distinguent de ceux de la variole par leur disposition intérieure, ceux de la variole pénètrent plus profondément que les boutons de varioloïde; cette dernière éruption s'arrête dans le corps papillaire. La première en général ne laisse pas de cicatrices après elle, le contraire a lieu dans le second cas. Enfin la texture interne de la pustule de varioloïde n'est formée que d'une seule cavité; dans le bouton varioleux cette texture est composée d'une certaine quantité de petites cloisons semblables à celles qu'on observe dans le fruit du grenadier.

CONTAGION.

La petite-vérole est susceptible de se transmettre à tous les âges et par toutes les voies. *Moriceau* a remarqué qu'une femme grosse qui s'exposait à la contagion pouvait transmettre la variole à l'enfant qu'elle portait dans son sein, sans qu'elle en éprouvât la moindre atteinte. Il nous apprend qu'il est lui-même une preuve de ce phénomène, étant venu au monde couvert de boutons de petite-vérole sans que sa mère en ait été affectée. *Mead*, médecin anglais, dans un ouvrage qu'il publia en 1747 sur la petite-vérole, cite l'observation d'un homme attaqué de cette maladie qui cohabita avec sa femme se trouvant dans les derniers mois de la grossesse; celle-ci, qui ne contracta pas la maladie, accoucha peu de temps après d'un enfant qui vint au monde privé de vie et couvert de pustules varioliques. *Fernel* dit également avoir observé plusieurs fois le même cas : il rapporte qu'on a vu souvent des femmes saines mettre au monde des enfants couverts de pustules de petite-vérole. *Fabrice de Hilden*, *Etmuller*, citent aussi de pareils exemples; enfin plusieurs médecins de nos jours ont publié dans les journaux de médecine des observations à peu près semblables.

TRAITEMENT.

Un vice, selon nous, de la pratique médicale, c'est d'exiger, avant d'employer un moyen thérapeutique, la théorie du mode d'action de cet agent; on n'écoute pas le témoignage des sens lorsqu'ils nous forcent même à l'évidence, et un système appuyé d'une bonne théorie a toujours plus d'attraits que la vérité toute nue ou trop simple. Nous avons cependant été trop souvent à même de juger que les théories les plus séduisantes en apparence, appliquées à un mode de traitement très rationnel, n'amenaient pas toujours d'aussi bon résultats que l'emploi de certains moyens réputés empiriques. Il est vrai que cette prévention a quelque chose de louable puisqu'elle tend à faire de la médecine une science positive. Il est malheureusement à craindre que nos connaissances des usages et des fonctions de certains systèmes ne soient pas encore assez avancées pour espérer d'arriver avant longtemps à ce but, et il serait peut-être encore plus sage d'employer les remèdes dont l'expérience a constaté les succès.

Le traitement de la petite-vérole chez les anciens consistait particulièrement dans l'emploi de substances et boissons sudorifiques susceptibles de favoriser la sortie de l'éruption variolique : on enveloppait le malade dans des couvertures de laine qu'on attachait autour du cou de manière à ne laisser passer que la tête; on plaçait sous ces couvertures deux petits bassins remplis d'eau bouillante, l'un devant, l'autre derrière le malade, afin que tout le corps, à l'exception du visage, pût recevoir la vapeur de cette eau, et que la peau ramollie par ce moyen fût plus disposée à donner issue aux humeurs. Toute la surface du corps ainsi préparée se couvrait d'une sueur abondante qui avait l'avantage de diminuer, disait-on, le feu intérieur et d'ouvrir les pores de la peau. On avait soin de ne pas laisser refroidir la vapeur d'eau et la sueur qui s'amassaient sur la surface du corps, en essuyant de temps en temps les malades avec des linges secs. Pour boisson on prescrivait les infusions légères de fenouil, de persil et quelques autres sudorifiques. Ces boissons étaient particulièrement administrées lorsque l'éruption avait un peu de peine à sortir ; dans le cas contraire, on se bornait à faire prendre une décoction de figues grasses et de raisins de Corinthe; enfin parfois on ajoutait à ces substances des lentilles, etc. On portait une attention toute particulière pour préserver les yeux. Dès le début de l'éruption on faisait verser goutte par goutte sur ces organes de l'eau de roses dans laquelle on avait fait infuser du sumac; ces instillations se répétaient plusieurs fois dans la journée.

D'autres fois on faisait usage de collyres composés d'eau de roses avec addition de noix de galle en poudre, ou du suc d'acacia, etc.

Après les yeux, la région qui fixait le plus l'attention des médecins était la bouche, le pharynx et le larynx; ils craignaient les suffocations déterminées par les pustules abondantes sur ces parties, et afin d'éviter ces accidents avant que l'éruption parût, ils faisaient gargariser les malades avec une infusion légère de fleurs de sumac dans laquelle ils ajoutaient du suc de grenade ou du sirop de mûres. Ils prescrivaient particulièrement d'avoir recours à ces remèdes lorsque *l'enrouement de la voix, la difficulté de respirer*, la douleur et l'embarras de la gorge menaçaient de suffoquer le malade [1]; ils administraient en même temps des loochs faits avec les *amandes douces*, les semences de *courge*, le sucre et un mucilage de semences de *psyllium*. Ces loochs étaient sucés à l'aide d'un bâton de racine de réglisse, effilé en forme de pinceau par l'extrémité destinée à faire prendre le médicament. D'autres fois ils se bornaient seulement à donner aux malades de

[1] *Lomnius* dit qu'une grande partie des sujets qui meurent de la petite-vérole périssent comme s'ils étaient étranglés ou suffoqués; cet auteur, si universellement estimé des médecins de son siècle, avait déjà remarqué qu'il s'opérait un grand travail dans les voies respiratoires pendant la petite-vérole. Il recommande, dans cette maladie, de porter particulièrement attention à la manière dont le malade respire : tant que la respiration avait lieu librement, il disait qu'on pouvait assurer la guérison; quand, au contraire, il y avait gêne dans cette fonction, le péril lui paraissait considérable et d'autant plus imminent que cette gêne était portée à un plus haut degré. Les observations de tous les praticiens éclairés ont confirmé celles de *Lomnius* : et les ouvertures des cadavres constatent toutes ce travail inflammatoire, dont le tissu pulmonaire est le siége.

petites boules de beurre très frais saupoudrées de sucre en poudre. Ce looch et ce beurre étaient employés dans le cas où les malades étaient constipés, dans le cas contraire ils composaient leurs loochs avec la gomme arabique, les amandes, les pépins de courge, la fine farine et le mucilage de semences de coings.

Enfin, ils accéléraient la maturité des pustules en procurant une sueur plus ou moins abondante à l'aide d'une décoction de camomille, de mélilot, d'althæa, de son, qu'ils plaçaient dans deux bassins sous la couverture des malades de la manière que nous avons indiquée précédemment. Ils pratiquaient des scarifications sur les plus grandes pustules et avaient la précaution de faire essuyer de temps en temps l'humeur qu'elles exsudaient avec un morceau de linge fin. Cette opération était faite d'une manière très légère afin d'éviter les excoriations, puis ils saupoudraient ces parties avec un parfum de roses sèches et de feuilles de myrte ou simplement avec de la poudre de santal, d'iris ou de tamarin. Ces mêmes poudres étaient également employées pour saupoudrer les parties excoriées. Enfin, lorsque les pustules étaient desséchées et que les croûtes avaient de la peine à se détacher, ils les bassinaient avec un peu d'huile tiède; si ces croûtes contenaient encore une petite quantité de sérosité, ils faisaient saupoudrer ces parties avec les mêmes poudres aromatiques qu'ils employaient après les scarifications. Enfin, lorsque le malade commençait à entrer en convalescence, ils lui faisaient prendre un ou deux purgatifs.

On voit que ce traitement, tout empirique qu'il était, avait cependant quelque chose de rationnel, puisqu'il avait pour but de faciliter la marche naturelle de la maladie.

Sydenham fut le premier qui substitua la médication tempérante à la médication échauffante, parce qu'il avait remarqué que, par ce genre de traitement, les varioles confluentes étaient devenues beaucoup plus rares. Il faisait couvrir légèrement les malades, les entourait d'un air frais et prescrivait les boissons rafraîchissantes acidulées. Ce genre de traitement, en entravant le développement des pustules, dut nécessairement contribuer à faire diminuer le nombre des petites-véroles confluentes, puisqu'il agissait en entravant la marche naturelle de cette maladie. Mais si celui des anciens pouvait parfois donner lieu à des congestions sanguines et à quelques phlegmasies, celui de Sydenham dut souvent déterminer des répercussions et entraîner des récidives ; aussi est-ce particulièrement depuis cette époque qu'on a observé beaucoup plus de récidives de petite-vérole. Cette conséquence était bien naturelle, puisque les rafraîchissants s'opposaient à la sortie d'une partie de l'humeur variolique. Ces sujets, soumis à l'influence d'une atmosphère de petite-vérole, devaient facilement contracter de nouveau cette maladie, ou, si cette partie de l'humeur variolique ne pouvait être expulsée par une deuxième éruption, elle devait alors donner lieu à la formation de tubercules ou engendrer des maladies scrophuleuses.

Une partie de ce traitement est encore employée de nos jours par un grand nombre de praticiens, à cause de l'*avantage* qu'il présente de diminuer le volume des boutons et de les rendre moins nombreux. Nous avouerons que, sans recourir à une médication aussi échauffante que celle prescrite par les anciens, nous l'eussions encore cependant en partie préférée à celle de Sydenham.

DE L'INOCULATION DE LA PETITE-VÉROLE.

On ignore l'origine de l'inoculation de la petite-vérole. Les antagonistes du *germe inné* ont attribué l'honneur de cette découverte aux médecins arabes; mais il est prouvé que l'usage en était en pratique de temps immémorial dans les pays voisins de la mer Caspienne, et particulièrement en Circassie, d'où les Turcs et les Persans tirent leurs plus belles esclaves. On a prétendu que ce fût grace à cette opération, qui ne laisse jamais de traces après elle, que les Circassiennes acquirent cette beauté dont la réputation devint universelle. Les Chinois[1] ont également fait usage de l'inoculation de tout temps, et les recherches les plus minutieuses n'ont pu amener à découvrir l'époque de son origine. Ils appellent ce procédé *semer la petite-vérole*. L'art d'inoculer fut apporté en Grèce par des Circassiens, que les Tartares, peuple voisin de la Circassie et tributaire du Grand-Seigneur, venaient vendre comme esclaves dans la Turquie[2]. C'est donc par le commerce de ces Tartares que l'inoculation pénétra en Europe vers le milieu du dix-septième siècle; mais comme le dogme de la prédestination empêche les Turcs de courir au-devant des maladies, de même que de les fuir, cette pratique ne prit pas d'abord à Constantinople, elle s'étendit seulement dans la Grèce et dans la Thessalie.

En 1613, une Thessalienne, habile dans l'art d'inoculer, vint se fixer à Constantinople où elle pratiqua cette opération pendant quelque temps

---

[1] Ce peuple, d'une origine si ancienne, avait placé cette opération au nombre de ses lois religieuses.

[2] Voyez la lettre écrite au docteur Gardanne, publiée par cet auteur dans son ouvrage ayant pour titre : *Observations sur la meilleure manière d'inoculer*. Page 75.

sur de pauvres étrangers. Le docteur *Emmanuel Timony* [1], médecin à Constantinople, témoin des succès de cette nouvelle pratique, voulut en instruire le monde et employa tous les moyens pour l'accréditer. En 1731, il rendit compte de ses succès à *Woodward*, médecin anglais, dans une lettre qui fut communiquée à la Société royale de médecine de Londres. Des expériences ayant été faites dans cette ville par *Charles Maillaud*, médecin du roi, et couronnées du plus grand succès, ce médecin inocula les enfants de la famille royale. Ces illustres inoculés furent le duc de Cumberland, la reine de Danemarck et la princesse de Hesse-Cassel.

En 1746, une société de plusieurs seigneurs et prélats d'Angleterre, dont le duc de Marlborough était le président, guidée par un zèle philanthropique, fonda un hôpital pour inoculer la petite-vérole aux pauvres, et pour traiter ceux qui en étaient naturellement attaqués. La même année de la fondation de cet hôpital en Angleterre on commença à inoculer en Hollande.

---

[1] Ce médecin, grec d'origine, exerça cette pratique pendant sept à huit ans à Constantinople, et composa sur ce sujet une dissertation latine : *Historia variolarum quæ per incisionem excitantur*. C'est à cette source qu'ont été puisés les premiers écrits qui ont paru en France sur cette matière.

En 1750, la pratique de l'inoculation fut adopttée à Genève : c'est depuis cette époque qu'elle a été introduite en France, où elle avait d'abord commencé à être blâmée publiquement dans les écoles de médecine de Paris. Les plus grands prosélytes de l'inoculation en Angleterre sont *Sutton*, qui se distingua par plus de 20,000 inoculations, les docteurs *Mead*, *Friend*, *Sloane*, *Arbuthnot*, *Kirkpatrick*, *Ramby*, *Jurin*, etc. ; en France, *Dodard*, *Chirac*, *Boerhaave*, *Helvetius*, *La Condamine*, *d'Alembert*, *Antoine Petit*, *Tronchin*, *Voltaire*, etc. On voit que non seulement les médecins, mais tous les hommes de génie et les philanthropes, s'empressèrent de propager et de publier les bienfaits de l'inoculation. A Constantinople, c'étaient les femmes grecques qui la pratiquaient; dans le Bengale, c'étaient les bramines ou les prêtres de ces contrées; en Amérique, sur les bords de la rivière des Amazones, c'était un carme missionnaire; enfin, en Pensylvanie, c'était un gentilhomme qui inoculait ses esclaves avec le plus grand succès.

Vers la fin du dix-septième siècle, la pratique de l'inoculation était tellement répandue en Angleterre que, dans la province de Galles, les écoliers se donnaient la petite vérole les uns aux autres en se piquant avec une aiguille, ou seulement en se frottant le bras ou la main quelquefois jusqu'au sang, sur des croûtes de petite vérole. L'acquéreur donnait deux ou trois sous à celui qui fournissait les croûtes, et cela s'appelait *acheter la petite-vérole* [1]. On peut juger d'après ces faits qu'on ne négligeait en Angleterre aucun des moyens de propager cette pratique. Le célèbre évêque de Londres *Warburson* prêcha publiquement dans son église en faveur de l'inoculation; cet exemple fut imité par les évêques de *Glocester*, de *Saint-David*, de *Lincoln*. C'est à cette époque qu'on établit un hôpital pour l'inoculation. Il s'en forma en même temps un autre à une lieue de Londres, dans un petit village nommé *Chelsea* : on allait se faire inoculer dans cet hôpital moyennant une somme très modique. Plusieurs établissements du même genre se formèrent également dans les provinces de Norfolk et de Suffolk.

En 1721, lady *Worthley*, duchesse de Montague, femme d'un ambassadeur de la cour d'Angleterre, apporta dans sa patrie l'ouvrage du docteur Timony, le remit au docteur Woodward, et il se répandit de là successivement dans toutes les cours de l'Europe. La duchesse de Montague, en reconnaissance du bienfait que son fils avait retiré de cette opération, employa tous les moyens pour

---

[1] Lettre de Barthélemy sur la transplantation des maladies.

la répandre. L'inoculation eut cependant beaucoup de peine à pénétrer en France. Malgré toute l'éloquence des hommes de talent qui en furent les premiers prosélytes, elle trouva un grand nombre de détracteurs qui ne pouvaient se persuader qu'une éruption de deux ou trois cents boutons, et quelquefois moins, pût remplacer avec avantage les trois ou quatre mille pustules qui sortent dans la petite-vérole naturelle. Cependant la plume d'Antoine Petit, de Tissot, de Lacoste, de d'Alembert, de La Condamine, etc., finirent par les persuader.

Le duc de Chartres, qui se fit inoculer en mars 1756, acheva d'assurer le succès de cette opération en l'accréditant à la cour.

PROCÉDÉS D'INOCULATION.

Parmi les différentes manières de pratiquer l'inoculation en Europe, la plus accréditée consistait à faire à la partie la plus charnue du bras, de la jambe ou de la cuisse, une incision légère à la peau, en suivant la direction des muscles, et à introduire dans la plaie un petit plumasseau de charpie ou une soie roulée, chargée de pus variolique, ou bien à saupoudrer la plaie de pustules varioleuses desséchées et réduites en poudre; on couvrait cet appareil d'un emplâtre, et dans l'espace du deuxième au onzième jour, on voyait survenir l'éruption. On avait la précaution, avant de pratiquer cette opération, de préparer le sujet à l'aide d'une saignée ou d'un purgatif, selon son tempérament.

A Constantinople, le premier procédé employé par la Thessalienne consistait à faire aux bras plusieurs piqûres avec une aiguille chargée de pus variolique ou de poudre de croûtes de petite-vérole; le docteur *Emmanuel Timony* substitua aux piqûres les incisions. Ce procédé fut remplacé par un autre qui, s'il était moins douloureux, n'était du moins pas trop attrayant; il consistait à faire manger aux enfants une figue sèche dans laquelle on introduisait une ou deux croûtes de pustules de petite-vérole.

Le moyen employé en Italie consistait à déterminer à la peau des ampoules à l'aide de sinapismes ou de vésicatoires, à crever ces ampoules et à saupoudrer la plaie avec des croûtes desséchées de pustules varioliques et à couvrir cette partie d'une compresse.

Dans plusieurs parties de l'Irlande, on frottait rudement la peau avec de la flanelle jusqu'à ce qu'elle rougît, puis on y étendait un linge imbibé de pus variolique. Nous avons mentionné le procédé des écoliers de la province de Galles, il est à peu près analogue à ce dernier. Enfin les Arméniens, abandonnant leur première manière de pratiquer l'inoculation, en adoptèrent une qui est assez originale pour mériter d'être citée. Ils enveloppaient pendant trois jours consécutifs les parties inférieures du corps, depuis la ceinture jusqu'aux pieds, avec des linges imbibés d'une décoction de plantes émollientes qu'ils avaient soin d'humecter de temps en temps avec la même décoction un peu chaude; le but qu'ils se proposaient, par ce moyen, était de ramollir le tissu de la peau qui couvre ces parties et d'en ouvrir les pores; les trois jours expirés, ils ôtaient les compresses et frottaient toutes les parties ainsi ramollies avec de la croûte de petite-vérole. Au bout de quelques jours, la maladie, faisant éruption, se portait presque tout entière sur ces parties, tandis que toute la région supérieure, et particulièrement le visage, en était préservée. Cette méthode, qui a quelque chose de rationnel, fut employée pendant long-temps, et nous ignorons si elle ne l'est pas même encore de nos jours.

Le procédé qu'on suivait dans l'Indoustan, pour pratiquer cette opération, n'était pas non plus des moins bizarres. Nous avons dit qu'elle était faite par des bramines. Ces bramés, partant annuellement par bandes des collèges de Banara, d'Elcabas, etc., trouvaient, en arrivant, les sujets tout préparés par un régime qui consistait à s'abstenir, pendant un mois, de poissons, de lait et de *ghée* [1]. Ils allaient de maison en maison inoculer sur le seuil des portes. Après une friction de huit à dix minutes, faite avec une étoffe de crin sur le bras ou la main, l'opérateur pratiquait de légères incisions à la peau, dans un espace de la largeur d'un pouce environ; il appliquait sur cette partie un morceau de coton imbibé de pus variolique qu'il conservait à cet effet dans un double bassin; il arrosait ce coton de deux ou trois gouttes d'eau *puisée dans le Gange*, puis assujettissait ce coton au moyen d'un léger bandage qu'il permettait d'enlever au bout de six heures. Pendant l'opération, ces prêtres-médecins répétaient gravement quelques passages d'un livre mystérieux. Le lendemain, on donnait une douche à l'inoculé en lui versant sur la tête et sur tout le corps environ seize pintes d'eau; on continuait chaque jour cette douche jusqu'à ce que la fièvre parût, pour la suspendre alors et attendre la chute des croûtes afin de la reprendre. Holwel [2] assure que cette manière d'inoculer est très avantageuse. Quant à nous, il nous semble que ces immersions d'eau froide devaient souvent entraîner des

---

[1] Espèce de beurre fait avec du lait de buffles.

[2] London chronicle, 1767.

accidents consécutifs, tels que péripneumonie, pleurésie, pneumonie, etc.

Enfin, le procédé auquel nous accorderions la préférence, c'est celui qui, depuis des siècles, est usité en Chine; car, outre l'avantage qu'il présente de dispenser de toute opération chirurgicale, il en a un bien plus grand encore selon nous : c'est celui d'employer une voie naturelle, et de mettre le virus en contact avec les organes respiratoires. Ce procédé consiste à introduire dans le nez des enfants, pendant qu'ils dorment, un petit morceau de coton saupoudré de deux ou trois croûtes de petite-vérole réduites en poudre.

Les Chinois conservent toujours dans un vase de porcelaine hermétiquement fermé de ces croûtes, afin, disent-ils, de s'en servir pour *semer la petite-vérole.*

Comme c'est en général au printemps que cette maladie commence à se montrer, et que, dans cette saison, elle est moins violente et moins meurtrière, les premiers inoculateurs choisirent de préférence cette saison pour pratiquer l'inoculation. Ils avaient également la précaution de choisir les pustules dont ils se servaient sur des sujets d'une bonne constitution, bien conformés, et dont les parents étaient sains; ils prenaient de préférence des pustules d'une petite-vérole bénigne, car cette opération était employée comme un remède préservatif des dangers de la petite-vérole spontanée, et jouissait en outre de l'immense avantage d'éviter les accidents consécutifs de cette dernière, et particulièrement les cicatrices du visage. L'inoculation était considérée comme un préservatif certain de la petite-vérole naturelle. En effet, il était extraordinairement rare de voir cette dernière survenir à la suite de cette opération ; cependant les anti-inoculistes citent quelques faits de cette nature. Le docteur *Mati*, un des praticiens les plus célèbres d'Angleterre, grand propagateur de l'inoculation, dit, dans un mémoire imprimé à Londres en 1764, que, sur plus de deux cent mille personnes inoculées dans les états britanniques, on n'avait pas, jusqu'à ce jour, apporté un seul exemple certain de récidive. Les plus zélés défenseurs de la vaccine ne pourraient certainement pas tenir le même langage.

Le docteur *Jurin* dit, dans un rapport sur les progrès de l'inoculation en Angleterre, que, d'après les expériences faites depuis l'année 1721 jusqu'en 1728, il est prouvé que l'âge de deux à cinq ans est le temps le plus favorable pour pratiquer l'inoculation ; il observe aussi que le temps de la dentition est une époque qu'il faut éviter, et, se conformant aux aphorismes d'Hippocrate, il en défend la pratique sur les femmes grosses.

Lorsqu'on demanda au grand *Boerhaave*, à son lit de mort, ce qu'il pensait de l'inoculation et de la meilleure manière de la pratiquer, il répondit : « Si vous voulez donner la petite-vérole à » vos enfants, vous n'avez, après les avoir préparés, qu'à les faire coucher avec ceux qui en » sont infectés; s'ils ne doivent pas l'avoir, ils » ne l'auront point; et vous ne les forcerez pas, » comme vous le faites par l'opération de l'inoculation, à prendre une maladie qu'ils ne de» vaient peut-être pas avoir. » Cette réponse était digne de celui qui, à juste titre, fut regardé comme le flambeau de la médecine, et le plus grand génie médical de son siècle !

Dans la petite-vérole inoculée, les boutons étaient ordinairement moins gros que ceux de la petite-vérole naturelle; leur nombre variait depuis douze jusqu'à cent vingt; la fièvre était petite et de courte durée. Malgré tous les avantages que cette opération présentait sur la variole naturelle, cette pratique éprouva de grandes difficultés à pénétrer en France. Outre les objections que nous avons déjà dit qu'on employa pour combattre cette pratique, on lui opposa encore les arguments suivants : 1° Tout le monde n'étant pas destiné à avoir la petite-vérole, il est inutile de la contracter bénévolement.

2° L'issue de l'humeur variolique étant considérée comme une excrétion salutaire, il est impossible que cette excrétion puisse se faire par une centaine de boutons.

Ceux qui combattaient ainsi une pratique qui avait cependant quelque chose de naturel ne se doutaient pas qu'on adopterait, trente ans aprè .. et qu'on encouragerait par tous les moyens, une méthode bien plus extraordinaire, qui réunirait, en outre des inconvénients qu'on reprochait à l'inoculation, quelque chose de bizarre et de répugnant, puisqu'elle consiste à s'inoculer la maladie d'un animal.

HISTOIRE DE LA VACCINE.

Sans donner ici l'historique complet de l'origine de la découverte de la propriété du virus-vaccin, nous avons pensé qu'une ébauche rapidement tracée trouverait utilement sa place dans ce mémoire. Ce fut encore le hasard qui présida à cette découverte. *Jenner*, s'étant aperçu que les individus faisant profession de soigner et de traire les vaches n'étaient jamais affectés de la petite-vérole, voulut en rechercher la cause : ayant pensé qu'elle pouvait dépendre du *cow-pox*, maladie commune à la vache et susceptible d'être contractée par les personnes chargées de les traire, puisque ce sont les pis de ces animaux qui en sont le siége, il médita, dit-on, cette pensée depuis 1775 jusqu'en 1798, où il publia une brochure ayant pour titre : *Recherches sur les causes et les effets du cow-pox ou variole vaccinale.* Cette découverte, éprouvant le sort commun à toutes les découvertes, fut aussitôt revendiquée en faveur d'un Français nommé *Rabaut-Pommier*, ministre protestant à Montpellier. Ce ministre prétendit que, dans une conversation qui avait eu lieu en 1781 devant le docteur *Pew* et un autre Anglais, il aurait dit « qu'il serait probablement avantageux d'inoculer à l'homme la *picotte* des vaches (cow-pox), parce que cette maladie était sans dangers ». Le docteur Pew promit de communiquer cette idée au docteur Jenner, qui était alors un des propagateurs de l'inoculation de la petite-vérole en Angleterre. On ne sait pas si cette communication eut lieu ; toujours est-il que ce ne fut que onze ans plus tard que Jenner publia ses recherches sur cette matière. Cette communication de Jenner fut accueillie en Angleterre avec enthousiasme, et le parlement lui vota des sommes considérables.

C'est pendant les négociations qui précédèrent

le traité de la paix d'Amiens que nous vint d'Angleterre la connaissance de la découverte de la vaccine. *Pinel*, alors médecin de la Salpêtrière, fut le premier qui en fit essai avec du virus-vaccin qui avait été apporté à Paris par un nommé *Colladon*, médecin de Genève, arrivant d'Angleterre. Ces premières tentatives n'ayant pas eu le succès qu'on en espérait, on fut obligé d'attendre les renseignements du docteur *Aubert*, qui avait été envoyé à Londres exprès pour étudier l'inoculation de la vaccine, et pour en rapporter des réponses précises à une série de questions rédigées par une commission de professeurs et de membres de l'Institut. Dans cet intervalle, M. de *Larochefoucault-Liancourt* arriva d'Angleterre; il avait remarqué, pendant son séjour dans ce pays, les premiers succès de l'inoculation de la vaccine; il fit ouvrir une souscription à l'effet de subvenir aux frais d'expériences qu'il fit entreprendre afin de constater l'efficacité de la vaccine avant d'introduire en France l'usage de cette nouvelle découverte. Un sieur *Colon*, propriétaire à Vaugirard, offrit sa maison pour servir d'hôpital aux individus qui devaient être soumis à cette expérimentation; cette offre philanthropique ayant été acceptée, un établissement fut promptement organisé. On nomma un comité médical pour suivre journellement les progrès de cette inoculation.

Lucien Bonaparte, alors ministre de l'intérieur, *Frochot*, préfet de la Seine, et l'administration des hospices, facilitèrent les expériences en mettant à la disposition du comité de vaccine la quantité d'enfants nécessaire aux opérations.

Le comité ayant reçu le virus vaccin qui lui fut envoyé dans une petite bouteille remplie de gaz hydrogène, trente enfants furent vaccinés d'après des renseignements donnés par le docteur *Pearson*.

Pendant ce temps, le docteur Aubert, qui, comme nous l'avons dit, avait été envoyé en Angleterre par les deux commissions de l'Institut impérial et de l'École de médecine, avait été reçu par *Jenner* et *Woodville*, et admis dans les hôpitaux pour y suivre la marche de l'inoculation de la vaccine. Il y resta un certain temps, pendant lequel il détermina le docteur Woodville à se rendre avec lui à Paris. C'est de cette époque seulement que date la première réussite de la vaccine en France.

Le docteur Woodville avait apporté de Londres des lancettes chargées de virus-vaccin. En passant à Boulogne sur-Mer, il inocula deux enfants. A son arrivée à Paris, le comité central de vaccine pratiqua, sous les yeux et par les soins du docteur anglais, de nouvelles vaccinations avec le virus-vaccin que ce dernier venait d'apporter à

Paris; mais ce virus, de même que celui envoyé dans du gaz hydrogène, n'ayant produit aucun effet, on se procura en vingt-quatre heures du vaccin pris sur les deux enfants que le docteur Woodville avait vaccinés à Boulogne. Dès ce moment, les opérations furent couronnées d'un plein succès.

Le 8 août 1801, la commission de vaccine fit, en présence de plusieurs médecins étrangers, l'opération des contre-épreuves varioliques. Sur douze individus soumis à cette contre-épreuve, trois n'éprouvèrent aucun effet de cette inoculation, les piqûres s'effacèrent sans apparence de la plus petite inflammation de l'épiderme; sur six autres, il y eut une légère inflammation, que les commissaires attribuèrent à l'irritation locale produite par l'incision de la peau; enfin, chez les trois autres, les piqûres se couvrirent d'une croûte légère, accompagnée d'inflammation, qui se dissipa en quelques jours. On pensa dès-lors à employer tous les moyens de répandre cette pratique; on en vanta les avantages dans un programme qu'on fit répandre à profusion dans les villes et dans les campagnes. Ce programme était ainsi conçu :

« 1° Quand la vaccine est inoculée, elle ne pro-
» duit jamais une maladie éruptive comme la pe-

» tite-vérole, mais seulement une ou plusieurs
» pustules locales.

» 2° D'après les expériences, on peut affirmer
» que la vaccine contractée, soit naturellement,
» soit artificiellement, ne cause jamais la mort.

» 3° La vaccine ne défigure jamais.

» 4° La vaccine ne produit jamais la cécité.

» 5° La vaccine ne dérange jamais le malade
» plus d'un jour ou deux de ses occupations.

» 6° La vaccine, n'occasionnant aucune inter-
» ruption dans les travaux journaliers, n'entraîne
» à aucune dépense, puisque l'opération est pres-
» que toujours faite gratuitement.

» 7° La vaccine a sur l'inoculation l'avantage
» de pouvoir être pratiquée dans toutes les cir-
» constances de la vie.

» 8° Enfin l'efficacité de la vaccine comme
» préservatif de la petite-vérole est aussi con-
» stante que celle de l'inoculation. »

Si l'on ajoute à ces belles promesses l'origine de la petite-vérole, que les propagateurs de la vaccine prétendaient être une maladie pestilentielle nous venant d'Egypte, selon les uns, et d'Arabie, selon les autres, on ne sera pas surpris qu'on soit parvenu à faire adopter cette méthode, ni de l'aveuglement avec lequel chacun se mit à pratiquer une opération dont les conséquences étaient inconnues; car c'est à peine si le temps avait permis d'en juger les premiers résultats. On reçut cette découverte avec un enthousiasme égal à la vertu qu'on lui supposait. Les prêtres des plus petites communes avaient ordre d'exhorter, dans leurs sermons, le peuple à profiter des avantages de la vaccine; on exigea des certificats attestant que les individus étaient vaccinés pour les admettre dans les colléges royaux et dans la plupart des grands établissements civils et militaires; enfin des prix et des récompenses furent accordés aux médecins et officiers de santé qui, dans le cours de chaque année, avaient pratiqué le plus grand nombre de vaccinations. Tous ces arguments, il faut l'avouer, étaient bien suffisants pour détruire les sages avis des détracteurs de cette nouvelle découverte, qui, ne voyant aucun accident du moment déterminé par la vaccine, ne redoutaient plus de cette opération que des accidents consécutifs. Considérant la petite-vérole comme une maladie *innée*, comme une humeur naturelle qu'il fallait laisser sortir, et qu'on ne pouvait supprimer sans dangers, ils ne voulaient pas admettre que cinq ou six boutons de vaccine contre-balançassent la sortie de trois à quatre mille pustules varioliques; ils prétendaient avec raison que, d'après le premier précepte de l'art, on devait éviter toutes les répercussions, et que la vaccine ne pouvait être qu'un agent répercussif. Le temps seulement ne leur avait pas permis de prononcer quel pouvait être l'organe victime de cette répercussion. Plusieurs de ces médecins opposèrent encore à la vaccine les dangers d'inoculer à un enfant sain les maladies contagieuses de l'enfant sur lequel le vaccin aurait été recueilli. Enfin, les Français, toujours disposés à tourner en plaisanterie les choses extraordinaires, eurent dans cette nouveauté une matière assez divertissante : les uns prétendaient qu'en greffant ainsi la maladie d'un animal sur l'homme, celui-ci devait recueillir pour fruit le caractère moral de la bête ; d'autres, au contraire, soutenaient que ce devait être son caractère physique, et qu'il était à craindre que par la suite ces hommes ne portassent les cornes ou tout autre partie du physique de la vache.

Malgré toutes ces plaisanteries et le grand nombre d'opposants, la vaccine se propagea bientôt dans une grande partie de l'Europe ; des prosélytes de Jenner se répandirent dans tous les pays pour aller pratiquer cette opération. A Malte, le gouverneur fit former un hôpital spécial pour la vaccine, qui fut appelé *Etablissement Jennérien ;* l'amiral et général de cette île, sir *Ralph Abercrombie,* donna l'ordre que les marins et les troupes qui se trouvaient sous son commandement et n'avaient point encore eu la petite-vérole, fussent immédiatement vaccinés, ce qui fut aussitôt exécuté.

En Sicile, la variole venait d'avoir des effets funestes l'année qui précéda l'arrivée dans cette ville du docteur *Marshall*, l'ami et l'un des plus zélés prosélytes de Jenner. Cette circonstance fut cause que la vaccine y fut reçue avec enthousiasme, et que Sa Majesté sicilienne y fit établir un hôpital semblable à celui de Malte. Un hôpital du même genre se forma en même temps à Naples. Le roi fit aussi publier un ordre de faire vacciner tous les enfants, et d'envoyer dans cette ville des chirurgiens de chaque province pour s'instruire sur la manière de vacciner, afin qu'ils répandissent cette pratique dans leur pays.

Le même docteur Marshall alla également à Rome, Livourne, Gênes, etc., propager l'usage de la vaccine. Ce qui contribua particulièrement à faire adopter cette opération dans ces pays, ce fut les succès de la contre-épreuve que firent les médecins napolitains, en exposant à tous les genres d'infections de la petite-vérole des enfants sur qui ils avaient pratiqué la vaccine.

Certains hommes, toujours avides des nouvelles découvertes, agissent souvent avec trop de précipitation pour les adopter ou pour les rejeter. Il ne suffisait pas, pour répandre la vaccine d'une manière si générale, de prouver que le virus-vaccin avait la propriété de s'opposer à la sortie de la petite-vérole, on aurait dû examiner scrupuleusement, avant l'expérimentation, si la suppression de cette éruption, regardée par les anciens comme *une crise salutaire*, ne devait pas avec le temps entraîner drs conséquences plus graves que le mal qu'on cherchait à éviter. Les praticiens sages et éclairés qui se déclarèrent contre la vaccine avaient conseillé, avant de généraliser cette opération, d'expérimenter pendant trente ou quarante ans, afin d'examiner si, avec le temps, cette suppression de l'humeur variolique ne pouvait pas donner lieu à d'autres maladies. Ces expériences, qui aujourd'hui peuvent être facilement vérifiées, nous prouvent que ces avis n'auraient pas dû être rejetés avec autant de légèreté; ils prétendaient, avec raison, que la grande quantité d'humeur *sui generis* qui est expulsée de notre économie pendant l'éruption de la petite-vérole était une crise qui déterminait une espèce de dépuration du sang, on changeait la nature en le dépouillant de la partie séreuse et lymphatique surabondante. Ils avaient également très judicieusement remarqué que c'était à partir de cette époque qu'on voyait les enfants changer de tempérament et acquérir plus de force. Tous ces raisonnements, malgré leur justesse, n'eurent aucun empire sur des esprits prévenus et fascinés par les effets merveilleux de la vaccine; on ne voulait pas prévoir les conséquences; on admirait seulement les résultats du moment, et la frayeur qu'inspirait alors la petite-vérole, dont on fit au public un tableau exagéré, firent taxer de folie et de radotage ces sages observations. Si l'on ajoute à ces arguments l'évidence de l'action du vaccin, action prouvée par la contre-épreuve, on verra que les vaccinistes n'eurent plus de peine à triompher de leurs antagonistes, qui n'avaient que ce raisonnement à opposer : « *Il n'y a pas assez longtemps que la vaccine est* » *connue ; qui sait si la propriété préservatrice de* » *cette maladie contre la petite-vérole n'est pas limi-* » *tée à un certain nombre d'années! On ne l'a ino-* » *culée que depuis trois ou quatre ans, comment* » *peut-on être assuré que, dans cinq ou six, les indi-* » *vidus vaccinés ne deviendront pas de nouveau sus-* » *ceptibles de contracter la petite-vérole? Attendons* » *une expérience de cinquante ou soixante ans* » *avant de décider ce problème.* »

Nous pensons que ce problème se trouve bien résolu aujourd'hui, et que les éruptions varioliques, qui sont devenues aussi fréquentes chez les individus vaccinés que chez ceux qui ne l'ont pas été, viennent réaliser les prévisions de ces sages praticiens qui ne voulaient employer aucune méthode avant qu'une longue expérience en fût venue confirmer les bons résultats. Considérant la petite-vérole comme une *maladie domestique* nécessaire pour éliminer certaines humeurs, ils se seraient bien gardés d'empêcher qu'elle ne sortît, et ils se bornaient à rechercher tous les moyens propres à en diminuer les dangers et les mauvais résultats; ils pensaient l'avoir trouvé dans l'inoculation, puisque déjà, grâce à cette opération, la mortalité était à peine d'un sur trois cent soixante, lorsque la vaccine vint en un instant détruire le perfectionnement qu'ils auraient encore sans doute pu faire subir à cette méthode. Bénigne en apparence, la vaccine, en raison de la réaction générale qu'elle détermine dans notre organisme, doit être considérée comme une affection dont la gravité ne peut être reconnue qu'avec le temps. Il est évident que les symptômes généraux, tels que le malaise, le frisson, le mouvement fébrile plus ou moins violent, éprouvés pendant la période d'incubation, ne doivent pas être regardés comme uniquement sympathiques à l'inflammation des pustules vaccinales, et les éruptions [1] qui suivent souvent cette opé-

---

[1] Ces éruptions sont le plus ordinairement la rougeole et l'exanthème, décrit par Villain sous le nom de *roséole*; cette éruption commence d'abord par des taches rouges, qui se décolorent et deviennent rosées; ces taches, qui ont souvent été confondues avec celles de la rougeole, sont, en gé-

ration, sont une preuve incontestable de cette action interne [1]. L'absorption du virus-vaccin est tellement facile et se fait d'une manière si prompte, que c'est à peine si l'épiderme est soulevé avec la pointe de la lancette chargée de ce virus, que celui-ci se trouve déjà absorbé; et des expériences, faites immédiatement après l'inoculation, pour en neutraliser les effets, n'ont pu y parvenir. C'est ainsi que des ventouses appliquées sur les piqûres, des lotions avec une solution d'hydrochlorate de soude, avec de l'eau chlorurée, ont été à cet effet successivement employées d'une manière infructueuse. Considéré dans ses caractères anatomiques, le bouton-vaccin a son siége dans le corps muqueux de la peau, un peu plus superficiel, par conséquent, que celui de la petite-vérole qui pénètre jusque dans l'épaisseur du derme.

---

néral, plus larges et moins colorées; cette affection n'est pas contagieuse.

[1] Dans les premières vaccinations que fit Jenner, il se contentait de pratiquer une seule piqûre sur chaque bras. Les motifs qui le faisaient être aussi discret sur le nombre étaient la crainte de la phlegmasie locale et de la réaction qui ont lieu vingt-quatre ou trente-six heures après l'opération. Ses prosélytes en augmentèrent insensiblement le nombre jusqu'à trois ou quatre sur chaque bras, et enfin aujourd'hui plusieurs de ces praticiens pensent que l'effet de la vaccine est en rapport avec la quantité de piqûres.

Le grand nombre d'individus vaccinés sur lesquels la petite-vérole est aujourd'hui observée ne doit laisser aucun doute sur l'effet de la vaccine, qui n'a d'autre propriété que celle de troubler certaines fonctions naturelles pendant un laps de temps indéterminé chez les uns, et de répercuter l'humeur variolique chez les autres; répercussion beaucoup plus grave que la maladie qu'on voulait éviter ; tels sont particulièrement les maladies de poitrine et les affections scrophuleuses. Il vient cependant d'être proposé de renouveler la vaccine sur les personnes qui, jusqu'à ce jour, ont été assez heureuses pour avoir échappé aux suites funestes d'une première vaccination. On voudrait encore, après une trop longue expérience, disposer de la constitution, de la vie de nouvelles victimes, et doubler la dose du poison chez les individus qui ont été assez heureux pour résister à sa première infection. Espérons que l'Académie royale de Médecine, à laquelle la bienveillante sollicitude de M. le Ministre de l'Instruction publique vient de s'adresser, afin de s'éclairer sur l'opportunité d'une revaccination, ne s'empressera pas de résoudre cette question, avant d'avoir mûrement examiné l'action du virus-vaccin sur l'homme, l'influence que ce virus a exercée sur la constitution générale des individus soumis à son expérimentation, enfin l'augmentation de certaines maladies évidemment déterminées par la répercussion de l'humeur variolique, et d'avoir constaté l'identité de cette humeur avec la matière tuberculeuse. Espérons également que les nombreux exemples de petite-vérole observée sur des sujets vaccinés auront complétement détruit le système adopté par les défenseurs de la vaccine, qui, ne voulant pas absolument voir la petite-vérole, après cette opération, soutenaient toujours de deux choses l'une, ou que la vaccine n'avait pas réussi et devait être déclarée *fausse*, ou que la petite-vérole était illégitime et ne devait être qu'une *varicelle*. L'impartialité de notre illustre Académie a déjà fait justice de cet argument qui, ne laissant que le choix de l'erreur, paraissait n'avoir d'autre but que d'éluder la vérité et de soutenir, *quand même*, l'inviolabilité de la vaccine.

Le temps est venu de détruire les preuves de l'efficacité de la vaccine fournies par le docteur *John Thornton*, preuves basées sur les observations de Jenner et ayant pour but de constater que les individus qui avaient pris la vaccine sur la vache, depuis 15, 20, 30 et 40 ans, soumis à l'épreuve de la petite-vérole, n'avaient pu contracter cette maladie. Ces faits, dans l'origine, avaient déjà été le sujet de violentes contestations, et le docteur *Goldson*, dans une brochure qu'il publia sur ce sujet, en 1800, émit, le premier, l'opinion que la propriété préservative du vaccin ne pouvait bien avoir qu'un temps limité.

Le docteur Jurin, secrétaire de la Société royale de Médecine de Londres, l'un des plus zélés partisans de l'inoculation, disait, en parlant de cette opération, que l'établissement de cette pratique demandait l'expérience de plusieurs années, de plusieurs siècles, et qu'un seul exemple de petite-vérole, après l'inoculation, devait entièrement faire bannir cette méthode. Nous ne sommes pas dans un temps moins éclairé qu'à l'époque où Jurin émettait cette opinion, et il n'y a pas, nous le pensons, d'argument plus puissant en faveur de la vaccine qu'il n'y en avait en faveur de l'inoculation, ce dernier moyen pouvant même être soutenu avec plus d'avantage, puisqu'il est beaucoup plus naturel et plus anciennement connu.

Ce raisonnement logique de Jurin est d'autant plus applicable à la vaccine que ce virus, ne préservant pas d'une manière certaine de la petite-vérole, ne possède plus dès lors que le triste privilége de faire courir les risques d'occasionner des maladies cent fois plus graves que celle qu'on cherchait à éviter.

Cette trop longue expérience de l'inoculation

de la vaccine aura au moins rendu un service, c'est celui de nous dévoiler *la nature des tubercules;* elle aura en outre servi de preuve authentique pour démontrer que le germe de la petite-vérole est *inné* dans l'homme, et que celui-ci peut bien employer le secours de l'art pour opposer une barrière à cette maladie et entraver pendant un certain temps la marche de la nature, mais que cette nature, toujours prête à reprendre ses droits, vient bientôt lui démontrer qu'il est dans une fausse route et mettre encore de nouveau son esprit à la torture. Ce n'est que depuis l'épidémie variolique de 1828 que les plus zélés défenseurs de la vaccine, trouvant tous les jours des preuves non équivoques de petite-vérole confluente sur des individus très *bien vaccinés*, adoptèrent un autre système de défense : ils furent obligés de convenir alors que le virus vaccin ne préservait de la petite-vérole que pendant un certain laps de temps, espace qu'ils ne purent déterminer, mais que les uns pensèrent être de trente ans et les autres de beaucoup moins. Différentes opinions s'élevèrent alors à ce sujet. Les plus opiniâtres vaccinistes, ne voulant pas aussitôt se rendre à l'évidence, attribuèrent à un mauvais vaccin ces exemples de petite-vérole; ils prétendirent qu'il y avait sans doute dégénérescence de ce virus, et pour obvier dorénavant à ces mauvais résultats, ils décidèrent qu'il serait préférable pour vacciner de prendre directement le vaccin sur la vache, et firent des vœux pour voir se former un établissement spécial où, de même que le feu sacré, on entretiendrait en permanence le cow-pox sur des vaches; mais la durée de cette maladie sur ces animaux n'étant que d'une semaine environ, et le virus susceptible d'être inoculé perdant toute son action longtemps avant la chute des escarrhes, ils pensèrent qu'il faudrait un troupeau de vaches trop nombreux, et qu'un tel établissement deviendrait onéreux pour un particulier; ils se bornèrent donc à espérer voir un jour le gouvernement adopter cette mesure, ou de *bons* capitalistes exécuter *par actions* une aussi belle entreprise.

M. Fiard ne se contenta pas de former des vœux pour le renouvellement du cow-pox, il entreprit en 1828 une série d'expériences tendant à prouver que le virus-vaccin avait dégénéré; il inocula de ce virus sur une certaine quantité de vaches normandes, flamandes, bressanes, etc., et il n'eut pour résultat, sur quelques unes seulement, que plusieurs pustules visiblement *fausses*. M. Fiard voudrait conclure de ces expériences en faveur de la dégénérescence du vaccin. Nous pensons qu'il n'y a aucune dégénérescence, mais que, comme cela a déjà été observé, la maladie d'un animal greffée sur l'homme paraissait perdre une partie de son caractère, et que le virus-vaccin, en se dépouillant d'un de ses principes, devait nécessairement perdre sa propriété de transmission sur l'animal qui l'a primitivement fourni. On sait qu'il existe de très grandes difficultés pour réussir dans l'inoculation du cow-pox sur l'homme. Le comité de vaccine de Reims, qui fit à ce sujet une série d'expériences, n'eut que deux cas de réussite sur neuf. Il a observé que les boutons obtenus ne présentaient aucune différence avec ceux résultant du virus-vaccin pris sur l'ancienne vaccine, d'où il conclut que ce virus n'a pas dégénéré. Un médecin anglais du nom de *Sunderland* publia en novembre 1831 dans *les Archives générales de médecine* l'observation d'une expérience assez singulière et digne du génie britannique. Il fit envelopper une vache dans une couverture de laine qui venait de servir à un varioleux ; l'animal contracta la petite-vérole, et cette maladie, reportée sur l'homme par inoculation, s'est changée, *dit-on*, en vaccine. Cette expérience, faite pour démontrer l'analogie qui existe entre la petite-vérole et la vaccine, aurait besoin d'être vérifiée, car ce n'est qu'après une succession de réussites semblables qu'on pourrait être convaincu. Le docteur Sunderland ne dit pas si la vache sur laquelle il a expérimenté avait précédemment éprouvé le cow-pox, car, dans l'affirmative, son observation serait encore bien plus *curieuse*. Si les nombreuses observations de petite-vérole sur des individus vaccinés depuis dix, quinze, vingt-cinq et trente ans, n'étaient pas plus que suffisantes pour nous prouver que la vaccine ne détruit pas le germe de cette maladie, nous croyons que les expériences suivantes, qui ont été répétées plusieurs fois, le seraient pour convaincre les plus incrédules. On a pris avec la pointe d'une lancette une petite quantité de pus de petite-vérole et le même volume de virus vaccin ; on a mélangé ces deux fluides, et on en a inoculé une parcelle sur plusieurs individus : chez tous il s'est manifesté à la fois deux éruptions bien distinctes, de petite-vérole et de vaccine; ces deux éruptions se sont développées en suivant la marche ordinaire de chacune d'elles sans que l'une ait nui à l'autre en aucune manière, soit en diminuant, soit en augmentant la gravité de l'une ou de l'autre. Ces exemples d'une petite-vérole parcourant toute sa période en même temps que la vaccine sur le même sujet sont tellement communs que nous regardons comme superflu de joindre à ces recherches plusieurs observations de cette nature que nous avons été à même de recueillir dans le cours de notre pratique. M. Bousquet, dans un traité sur la vaccine et les éruptions varioleuses publié en 1833, dit que, pendant l'épidémie de petite-vérole qui régna en 1828 à Marseille, *seize individus succombèrent à la petite-vérole pendant le développement de la vaccine* [1]. Aussi M. Bousquet, qui dans cet ouvrage a prouvé qu'il était non seulement bon observateur, mais observateur consciencieux, a-t-il la candeur d'avouer que, « considérée dans ses effets, on ne peut pas dire que » la vaccine *guérisse* la petite-vérole; qu'on ne » peut pas dire, même rigoureusement parlant, » qu'elle la *prévienne* ». M. Bousquet pense seulement qu'elle en tient lieu, qu'il y a *substitution* et rien de plus. Ce praticien dit également que, si l'on n'a pas avancé que la petite-vérole, marchant à côté de la vaccine, en ait modéré ou réprimé les effets, c'est que le fait était *trop facile à vérifier*. Nous ne quitterons pas le traité de la vaccine de M. Bousquet sans y puiser encore des preuves non équivoques que le virus-vaccin est un agent répercussif de toute affection externe. Ce praticien dit, en parlant du lieu d'élection pour pratiquer la vaccine, qu'on prend de préférence le bras, mais que l'opération peut indistinctement se pra-

[1] Nous pensons que les individus qui font les sujets de ces observations durent succomber à la répercussion de l'humeur variolique; répercussion déterminée par l'inoculation du virus-vaccin après la période d'incubation de la petite-vérole.

tiquer sur toutes les parties du corps, il ajoute qu'il lui est souvent arrivé de vacciner sur les épaules, au cou, sur la poitrine, sur les jambes, et cela pour utiliser doublement son opération en la faisant servir à *résoudre un engorgement, à sécher une dartre, un ulcère*, etc. Or, nous ne pensons pas que M. Bousquet ait pu croire un seul instant que le virus-vaccin eût la propriété de détruire un vice dartreux, scrophuleux, et agir comme un agent thérapeutique. S'il en était ainsi, il y a déjà longtemps que les propagateurs de la vaccine en eussent vanté la propriété et l'eussent mis en pratique; car Jenner lui-même, qui avait observé la vertu qu'a ce virus de faire disparaître les affections externes, l'avait d'abord conseillé contre les dartres, l'ophthalmie, les affections scrophuleuses, les croûtes laiteuses, etc. [1].

---

[1] Avant l'inoculation de la vaccine, les enfants qui n'étaient pas destinés à subir la petite-vérole étaient souvent affectés, pendant plusieurs mois de la première ou de la seconde année de leur existence, d'une espèce d'exsudation humorale du cuir chevelu, qui, en se desséchant, prenait une forme croûteuse à laquelle on donnait vulgairement le nom de *gourmes*. Cette exsudation, que nous observons encore quelquefois aujourd'hui, est devenue infiniment plus rare qu'elle n'était avant la pratique de la vaccine. Il paraîtrait que ce virus a non seulement la *vertu* de s'opposer à la sortie de la petite-vérole, mais encore à l'issue de cette gourme, qui, depuis Hippocrate jusqu'à nos jours, avait été consi-

M. Bousquet n'a donc fait que vérifier ce qu'avait avancé Jenner. Ce dernier avait même déjà observé l'influence directe du virus-vaccin sur les organes pulmonaires, puisqu'il le conseille également pour faire *cesser* la coqueluche. Il est évident, d'après ces différents faits, que le virus-vaccin possède à un très haut degré une propriété résorptive de toutes les excrétions externes, et que c'est uniquement en ce sens qu'il agit sur l'humeur variolique. Restait à rechercher quelles pouvaient être les répercussions auxquelles cette concentration de l'humeur variolique avait donné lieu. Ces recherches, nous les avions entreprises en compulsant tous les registres des internes des hôpitaux de Paris; mais de très grandes lacunes, que nous avons trouvées dans ces registres, nous ont empêché de continuer la statistique que nous avions commencée; nous pouvons seulement signaler, comme ayant augmenté dans une proportion considérable, les *affections tuberculeuses*, les maladies *scrophuleuses, cancéreuses* et les affections *du cœur*. La phthisie pulmonaire est particulièrement de toutes ces maladies celle qui a augmenté dans une

---

dérée comme très salutaire, et que, conjointement avec la petite-vérole, les anciens comparaient aux gourmes jetées par les animaux herbivores, à la clavelée chez les moutons, et à la maladie propre à la race canine.

plus forte proportion; et, d'après l'analogie de la nature des qualités physiques et chimiques des matières tuberculeuses et varioliques, et le nombre prodigieux de phthisies pulmonaires que nous observons tous les jours, nous ne balançons pas à signaler la poitrine comme le siége principal de ces répercussions; et cet effet répercussif sur cette région a souvent eu un effet immédiat, car combien de fois n'a-t-on pas vu chez les enfants un état apparent de santé s'éclipser quelques jours après l'inoculation de la vaccine, et l'enfant devenir languissant, perdre l'appétit, tomber dans un état maladif, et, par suite, devenir phthisique [1] ? Nous pensons donc que les observations que nous avons citées, ainsi que les autopsies dont nous avons exposé les détails, bien qu'en petit nombre, sont cependant un indice suffisant pour démontrer la réalité de cet effet répercussif.

Nous devons cependant nous attendre à voir une opinion comme celle que nous émettons aujourd'hui donner lieu à beaucoup d'arguments opposés et à des réflexions plus ou moins judi-

---

[1] La suppression des *gourmes*, qui est également déterminée par le virus-vaccin, pourrait bien être la cause occasionnelle des méningites et des fièvres cérébrales qui sont devenues beaucoup plus fréquentes chez les enfants qu'elles ne l'étaient avant la pratique de la vaccine.

cieuses. Une objection qu'on ne manquera sans doute pas de faire, puisque c'est la première qui doit tomber sous le sens, est celle-ci : Prétendant que *la matière tuberculeuse et la matière variolique ne sont qu'une seule et même substance*, ou que *les tubercules ne sont qu'une concrétion de la matière variolique*, comment expliquerez-vous la phthisie tuberculeuse chez les individus qui ont eu la petite-vérole ? Nous répondrons à cette question qu'il est probable, qu'il est même certain que chez ces individus l'issue de la matière variolique n'avait pas été complète, ce qui a pu être déterminé par la nature du traitement employé, par le refroidissement du malade pendant la sortie des boutons ou par toute autre cause, et qu'ainsi ces personnes devaient nécessairement avoir une seconde petite-vérole ; que cette deuxième éruption n'ayant pu se faire, cette matière variolique s'est développée dans le poumon, et, par sa dégénérescence, a entraîné la destruction de cet organe.

Le seul avantage que présente incontestablement le virus-vaccin, c'est, en empêchant la sortie de l'humeur variolique, de conserver à la figure une physionomie plus douce, des traits plus fins et plus efféminés, ayant encore du caractère de l'enfance. Certes, sous ce rapport, l'espèce humaine a beaucoup gagné ; mais cet agrément coûte souvent un peu cher à un grand nombre de jolies personnes, qui, à peine arrivées à l'âge de vingt à vingt-cinq ans, paient de leur existence ce précieux bienfait. Il faut convenir aussi que, sous le rapport de la force physique, l'espèce humaine a perdu ce qu'elle a gagné en beauté; car, à en juger seulement par les armures gothiques, où trouverait-on de nos jours, parmi les individus vaccinés, beaucoup d'hommes capables de les porter? Nous ne devons certainement pas attribuer cette dégénérescence à d'autres causes qu'à la vaccine, qui, déterminant une répercussion ou une rétention forcée de l'humeur variolique dans notre économie, devient cause suffisante pour occasionner différents phénomènes morbides, de même que la suppression de la sécrétion séminale, par suite de l'opération de la castration, entraîne chez l'homme et les animaux un changement dans les formes et dans les forces physiques et morales, en un mot, réagit sur tout l'organisme.

Comme ce n'est qu'après des expériences souvent répétées qu'on peut être assuré des avantages et des inconvénients d'une méthode, cette trop longue expérience de la vaccine, tout en préservant les uns des résultats parfois désagréables de la petite-vérole, et en avançant chez les autres le terme de l'existence, nous aura cependant rendu le précieux service d'aider à nous divulguer un secret qui, depuis Hippocrate jusqu'à nos jours, avait été le désespoir de la médecine. Grace aux répercussions déterminées par la vaccine, nous connaissons aujourd'hui la nature des tubercules, et nous pouvons opposer à ces maladies, jusqu'ici réputées mortelles, des moyens capables de la guérir, en éliminant ces tubercules dont la dégénérescence destructive de l'organe qui les contient entraînait constamment la mort du malheureux qui en était porteur. D'après ses caractères physiques et chimiques, la matière tuberculeuse est parfaitement identique avec la matière variolique. C'est à l'intérieur que les tubercules exercent leur ravage. La même action corrosive est observée à la peau jusque dans l'épaisseur du derme par la matière variolique.

Il est d'observation journalière qu'après la petite-vérole, chez la plus grande partie des sujets, le tempérament paraît avoir changé de nature: ainsi ces individus qui, avant la sortie de l'éruption variolique, avaient le teint blafard, jaunâtre ou plombé ont par le fait seul de l'éruption été dépurés de cette matière qui donnait à la face cette couleur maladive, et ont repris en échange la teinte fraîche et colorée des tempéraments sanguins, leur respiration est devenue plus libre et plus étendue, et peu de temps après la convalescence on les voit souvent prendre un embonpoint de santé qu'ils n'avaient jamais eu avant cette maladie.

Tous ces phénomènes physiologiques sont bien faits, il faut en convenir, pour confirmer l'opinion des anciens, qui assuraient que la petite-vérole était pour la plupart des hommes une maladie indispensable et naturelle, et que ce n'était pas sans faire courir les plus grands dangers qu'on pouvait entraver sa marche ou s'opposer à sa sortie.

Ces dangers de la vaccine sont évidemment prouvés par les accidents consécutifs que nous avons signalés, ces phénomènes morbides ne pouvant être attribués à d'autres causes qu'à l'inoculation de la vaccine, puisque l'accroissement prodigieux de ces maladies (scrophuleuses, tuberculeuses et cancéreuses) coïncide avec la propagation de cette pratique, et que la nature de ces affections, comme nous l'avons démontré, est identique à la substance constituante de la petite-vérole. Nous avons même pensé, pour cette raison, qu'il serait plus exact d'appeler ces différentes matières du seul et même nom de matière *tuberculo-variolique*, la première se rattachant à la seconde d'une manière intime et ne faisant que changer de nom, selon le siége de son développement, c'est à dire matière tuberculeuse lorsqu'elle se fixe et dégénère dans les poumons ou tout autre organe, et matière variolique lorsqu'elle est éliminée sous forme d'éruption.

Rhasès pensait qu'il n'y avait pas deux hommes sur cent qui ne portassent le germe de la petite-vérole. La Condamine prétendait que ceux-là seuls en étaient exempts, qui ne vivaient pas assez longtemps pour l'avoir. Nous pensons que ces opinions sont un peu exagérées, au moins pour l'Europe en particulier, où cette proportion n'est pas à beaucoup près aussi grande [1]. Ce sont en général les sujets dont le tempérament lymphatique est dominant qui sont indispensablement appelés à payer ce tribut à la nature, et chez lesquels la concentration de l'humeur variolique détermine le plus particulièrement des maladies scrophuleuses ou tuberculeuses avant les vingt premières années de l'existence.

Nous avons dit qu'Hippocrate et Rhasès avaient déjà remarqué que dans la petite-vérole la région pulmonaire présentait plusieurs phénomènes particuliers; cette même remarque fut faite depuis par beaucoup d'autres médecins et

---

[1] Avant la pratique de la vaccine, on avait calculé que, pour Paris, la petite vérole atteignait environ les deux tiers de la population.

en particulier par *Lomnius*, qui, comme nous l'avons dit, attachait beaucoup d'importance à la respiration pendant la petite-vérole. Cette fonction lui servait de boussole pour porter son pronostic. Aucun des auteurs qui leur succédèrent n'avait poussé plus loin ses investigations afin de s'assurer quelle pouvait être l'étroite sympathie qui liait cet organe à cette grande élimination d'humeur. Les recherches anatomiques et le changement physiologique opéré dans cette région après la petite-vérole nous ont démontré que les poumons étaient le siége où s'opéraient les principaux phénomènes qui se passent dans notre économie pendant cette affection. En effet, par leur fonction d'opérer la raréfaction du sang veineux et sa conversion en sang artériel, les poumons doivent être le siége principal où se passe cette espèce de décomposition dans laquelle le sang, en se dépouillant de sa partie lymphatique surabondante, détermine la solution de cette matière *sui generis* à laquelle on a donné le nom de tubercule, matière qui se trouve très communément sous forme de petits grains blanchâtres dans les poumons.

Expliquer comment s'opère ce travail éliminatoire [1] est une chose difficile et à laquelle l'ana-

[1] Il se pourrait que la matière tuberculeuse contenue dans les poumons, en s'unissant à la partie lymphatique ou séreuse

tomie pathologique n'a pas encore pu parvenir, mais les différentes expériences que nous avons faites et les observations que nous avons citées sont venues nous confirmer ce travail. La variole, en déterminant une réaction sur des tubercules qui ne sont pas encore dégénérés, peut encore amener la résolution et l'élimination de cette matière. On concevra facilement l'effet favorable que doit produire la petite-vérole sur cette substance, si l'on songe que les moyens thérapeutiques employés jusqu'à ce jour avec le plus d'avantage contre la phthisie tuberculeuse étaient les emplâtres de poix de Bourgogne et de ciguë émétisés, qui, en déterminant une éruption ayant quelque apparence physique avec les pustules de petite-vérole, produisaient à la peau une irritation qui arrêtait pendant un laps de temps indéterminé le développement de ces tubercules; ce moyen n'étant malheureusement que local, une réaction nouvelle avait lieu quelque temps après, et les malades subissaient les conséquences funestes de cette terrible maladie. La petite-vérole,

---

surabondante dont le sang vient de se dépouiller, passât à l'état liquide, et fût ainsi poussée jusqu'à la peau par les mêmes voies qui servent à porter, de l'extérieur à l'intérieur, les substances médicamenteuses susceptibles d'être absorbées, telles que le mercure, l'iode, etc., etc.

en éliminant toute la matière tuberculeuse, détruit complétement cette affection. Nous pensons bien que ce nouvel agent thérapeutique produira quelque répugnance sur un grand nombre d'individus, surtout d'après les tableaux exagérés qu'on avait cru nécessaire de faire au public pour faire réussir la vaccine; mais lorsqu'ils réfléchiront qu'il n'y a pas une autre chance de salut, nous ne mettons pas en doute que la plupart consentiront à s'y soumettre. Nous avons dit la peine qu'éprouva l'inoculation à pénétrer en France, et cependant elle avait fini par s'y naturaliser et serait sans doute encore aujourd'hui en pleine vigueur sans la vaccine. Eh bien! ce moyen était employé pour se préserver d'une maladie qu'on n'était pas certain d'avoir; pour en guérir une qui ne pardonne jamais, nous sommes certains qu'avant peu cette pratique sera en pleine vigueur, surtout lorsque des observations nouvelles recueillies dans les hôpitaux auront été publiées et seront venues confirmer nos expériences.

Le docteur Guersent avait déjà observé [1] que chez les enfants affectés de tubercules latents, il arrivait parfois que le mouvement fébrile de la

---

[1] Voyez l'article *Vaccine* du Dictionnaire de médecine en vingt et un volumes.

vaccine développait une inflammation tuberculeuse et préludait à la phthisie pulmonaire ou mésentérique; notre honorable confrère pensait que ces accidents étaient entièrement étrangers à l'effet du virus vaccin qu'il considérait comme cause occasionnelle du mouvement fébrile déterminé par l'absorption du virus; il admettait que, n'importe quelle eût été la cause déterminante de la fièvre, le développement tuberculeux aurait eu lieu. Nous ne partageons pas en ce point l'opinion de M. Guersent, et nous pensons, au contraire, que dans ces cas le virus-vaccin est une cause déterminante, et l'observation que nous donnons ici de l'inoculation variolique sur notre fils nous prouve au contraire que, loin d'accélérer le développement des tubercules pulmonaires, l'absorption du virus variolique en a déterminé la résolution.

Si cette grande participation des organes de la respiration aux principaux phénomènes qui se passent dans notre économie pendant la petite-vérole n'était pas suffisante pour nous prouver que dans cette maladie les poumons sont le siége principal d'un travail éliminatoire, les changements avantageux qui s'opèrent dans la respiration qui acquiert plus d'étendue après qu'elle n'en avait avant la petite-vérole, cette congestion sanguine qu'on observe dans ces organes chez les individus qui succombent à cette maladie pendant la période d'élimination, enfin cette espèce de couche blanchâtre pultacée qui dans un grand nombre de cas recouvre une partie des poumons, seraient autant de preuves incontestables.

Quant à la question plusieurs fois soulevée de savoir si, depuis la découverte de la vaccine, il y a eu, proportion gardée, une plus grande augmentation dans la population, cette question, d'après différents travaux statistiques, pourrait être résolue d'une manière négative; déjà même, à l'époque de l'inoculation, où la mortalité par suite de variole avait diminué de la différence de 1/10e à 1/360e, la mortalité générale, loin d'en éprouver une diminution, avait au contraire augmenté; car, suivant le *Nécrologe anglais*, avant l'établissement de l'inoculation de la petite-vérole, depuis l'an 1683 jusqu'en 1720 inclusivement, c'est à dire pendant l'espace de trente-huit ans, la mortalité avait été de 1/10e des sujets attaqués de la petite vérole, tandis que, suivant la réduction faite sur le dépouillement des registres mortuaires des hôpitaux d'inoculation d'Angleterre, il mourait treize individus sur trois mille neuf cents inoculés. Et cependant le baron *Dimsdale*, l'un des propagateurs de l'inoculation, celui qui eut l'honneur d'être choisi par la Société de médecine de Londres pour inoculer l'impératrice de Russie, et à qui le succès qu'il obtint valut, outre une pension, la place de conseiller d'état et celle de médecin de Sa Majesté Impériale, avoue, dans un traité qu'il fit sur l'inoculation , qu'il périssait à Londres plus de personnes qu'avant l'usage de cette pratique.

Le célèbre *Heberden*, dans ses observations sur l'accroissement et la diminution des différentes maladies, avait déjà remarqué que, depuis la pratique de l'inoculation, et par conséquent depuis la diminution de la petite-vérole, la mortalité générale avait augmenté d'un cinquième. Le docteur *Lettsom* fit également la même remarque.

Plusieurs praticiens ont exécuté des statistiques de la population, à l'effet de s'assurer si, depuis la découverte de la vaccine, il y avait eu, proportion gardée, une augmentation de la population. Nous citerons particulièrement celle que M. Bousquet a publiée, cette statistique étant faite sur une plus grande échelle, les conséquences à tirer des résultats devant être plus justes. Il est faux, dit-il, que la population reste stationnaire. L'Europe a gagné soixante-dix millions d'habitants depuis que Jean-Jacques et Montesquieu ont dit qu'elle se dépeuplait. La France seule en compte huit millions de plus en 1832 qu'en 1775.

Elle avait :

En 1775.	24 millions	d'habitants.
1790.	26 millions	
1820.	30 millions	
1827.	31 millions	
1832.	32 millions	

Il a négligé les fractions.

A la suite de ce tableau, M. Bousquet fait les réflexions suivantes :

« La vérité nous fait un devoir de déclarer que » cet accroissement de population a commencé » longtemps avant qu'on songeât à la vaccine ; » bien plus, la vaccine n'y a rien changé ; car, » chose remarquable, il semble se faire suivant » une ligne de progression dont il ne s'écarte pas. » Cette progression est de deux millions pour » quinze ans, quatre millions pour trente ans, un » million pour sept ans. Il semblerait donc, » ajoute M. Bousquet, que la vaccine n'a qu'une » bien faible part à ce grand résultat. Et cepen- » dant il est incontestable que la petite-vérole en- » levait un dixième des hommes. *Que devient ce » dixième ? comment se fait-il qu'il ne se retrouve » pas ?* Il faut de toute nécessité qu'il existe une » loi supérieure à la vaccine et à toutes les in- » fluences partielles, une loi qui règle en souve- » raine la population des états. »

Nous répondrons à la question de M. Bousquet

que, s'il veut établir une nouvelle statistique pour s'assurer de la diminution ou de l'augmentation de la mortalité, il trouvera que le dixième qui lui manque a succombé aux affections que la vaccine a fait augmenter. Il trouvera également une variation dans la mortalité des différents âges ; ainsi il mourait autrefois un bien plus grand nombre d'enfants depuis un an jusqu'à cinq qu'il n'en meurt aujourd'hui ; mais le nombre des jeunes gens qui succombent à l'âge de dix-neuf à vingt-cinq ans est augmenté dans une proportion quintuple [1].

D'après un tableau publié par M. Mathieu dans l'*Annuaire des Longitudes en* 1830 , il est prouvé que l'âge le plus commun où les enfants sont atteints de la petite vérole était de un à sept ans avant la vaccine ; passé cette époque elle devenait beaucoup plus rare; depuis la découverte de cette pratique , elle est devenue aussi commune chez

---

[1] D'après un travail statistique fait à Londres et récemment publié dans le journal des *Débats* (11 octobre 1838). L'auteur fait les remarques suivantes : Les fièvres, en 1740, qui composaient un cinquième de la mortalité, ne comptent plus aujourd'hui que pour un vingt-et-unième ou un vingt-huitième; mais les inflammations , que l'on ne connaissait alors que fort peu, et qui n'étaient que rarement observées, forment à elles seules un dixième de la mortalité. La petite-vérole, qui enlevait un dixième des enfants, n'en emporte plus qu'un vingt-cinquième.*

* Cette diminution dans le nombre des variolés est contestée

les adultes que chez les enfants, et, l'année de la publication de ce tableau, l'âge où elle avait été le plus communément observée était de 19 à 35 ans. On ne peut certainement pas attribuer ce retard de la petite-vérole à une autre cause qu'à la vaccine. Or, comme il est prouvé que cette maladie est plus dangereuse à mesure que les sujets sont plus avancés en âge, la mortalité sera nécessairement plus grande chez les adultes que chez les enfants.

Comme il nous est maintenant démontré que le virus-vaccin ne détruit pas le germe de la petite-vérole et qu'il est prouvé que ce virus par suite de sa rétention dans l'économie et des répercussions qu'il détermine, est plus dangereux que la maladie qu'il sert à combattre, il est du devoir médical de bannir une méthode qui a été fondée sur de faux principes.

---

par de nouveaux détails statistiques communiqués dans la séance du 12 novembre à l'Académie des sciences par M. Moreau de Jonnès; en parlant du nombre des variolés admis à l'hôpital de Saint-Pancrace de Londres avant et depuis l'introductiion de la vaccine. M. Midel dit que le chiffre moyen des variolés ne s'élevait pas annuellement dans cet hôpital, avant 1800, au-delà de 280. Ce chiffre s'est maintenu très bas dans les vingt-cinq premières années qui ont suivi la pratique de la vaccine; mais, à dater de 1825 jusqu'en 1838, il a successivement atteint le nombre de 429 et de 740.

C'est après avoir examiné avec soin les différents changements opérés dans la constitution de l'homme depuis la pratique de la vaccine, les divers phénomènes qui se passent dans l'état général de son économie pendant la petite-vérole, et l'accroissement des maladies scrophuleuses, de la phthisie tuberculeuse, des affections cancéreuses, etc., qui ont suivi une progression ascendante proportionnée à la diminution de la variole, qu'on pourra juger de la nécessité de ne pas entraver la marche de cette éruption, qui pour certains individus est une maladie indispensable; et qu'on se convaincra que nous devons cesser d'employer plus longtemps un moyen artificiel susceptible d'empêcher la sortie d'une humeur naturelle pour achever le perfectionnement de l'homme; d'une maladie qui, sous une autre forme, est commune à plusieurs espèces d'animaux; car, ainsi que nous l'avons observé : la *gourme* chez les chevaux, certaine maladie éruptive à laquelle les singes sont sujets dans l'enfance, la *maladie* chez les chiens, la *clavelée* chez les moutons, etc., etc., sont autant d'affections analogues à la petite-vérole; et, s'il était encore nécessaire d'ajouter un nouvel argument à ceux que nous avons déjà fournis pour prouver que le vaccin n'est qu'un agent répercussif de toutes les maladies externes, nous dirions que ce virus a la même propriété sur les animaux que chez l'homme et que les différentes maladies que nous venons de citer, comme propres à l'enfance des jeunes animaux, peuvent également être supprimées ou répercutées par l'inoculation du virus-vaccin. C'est ainsi qu'il nous est arrivé plusieurs fois d'éviter la *maladie* aux jeunes chiens en les vaccinant; nous ignorions qu'une semblable expérience avait été faite avec le même succès par M. le docteur Aussandon, et que le chien qu'il avait vacciné lui appartenant, il avait été à même d'observer que cet animal avait eu plusieurs pneumonies. L'autopsie de ce chien pourra sans doute plus tard démontrer que, de même que chez l'homme, les poumons auront été le siége d'une répercussion.

Ces expériences sont bien faites pour convaincre les plus opiniâtres vaccinistes et leur démontrer d'une manière positive qu'en employant le virus-vaccin c'est nous mettre en opposition complète avec tous les préceptes de l'art, et l'un des plus sages aphorismes d'Hippocrate, et, à moins que les médecins vétérinaires ne viennent également déclarer que les différentes maladies que nous considérons comme naturelles chez les animaux ne soient aussi des affections *pestilentielles*, nous venant d'Egypte ou d'Arabie, nous conviendrons qu'il est extraordinaire qu'on ait inoculé aussi longtemps sur l'homme une maladie dont on aurait dû juger plus tôt les funestes résultats. Mais la vénération qu'on avait pour la vaccine, et la crainte qu'on avait de se prononcer contre une pratique adoptée par les académies et par les écoles, sont les causes, nous le pensons, qui ont dû empêcher beaucoup de nos confrères de s'élever contre cette pratique pernicieuse, et, si nous-même n'avions pas eu des preuves aussi évidentes à fournir à l'appui de notre opinion, quoiqu'il y ait déjà plus de douze ans que nous nous occupions de cette matière et que nous nourrissions cette pensée, peut-être n'eussions-nous pas encore osé hasarder de nous élever contre une pratique aussi bien accréditée. Mais comme tout fait pathologique a son langage, et qu'il confirme ou infirme les lois médicales, fruit de l'expérience de nos devanciers, nous avons pensé qu'il était possible de tirer des conclusions d'un petit nombre d'observations, et que ce nombre, si minime qu'il fût, devait toujours suffire pour éveiller l'attention des praticiens et les engager à vérifier ces expériences. Lorsqu'on a reconnu un mal, on ne peut trop s'empresser d'en arrêter les progrès; car une chose que la postérité aura sans doute un jour beaucoup de peine à se persuader, c'est que l'idée d'inoculer aux hommes une maladie appartenant à la vache soit venue à la fin d'un siècle aussi éclairé que le dix-huitième, et ait été mise en pratique jusqu'au milieu du dix-neuvième.

Si la petite-vérole eût été une maladie *acquise*, une *peste*, comme le prétendaient les propagateurs de la vaccine, nous ne mettons pas en doute que le virus-vaccin n'en eût amené la destruction, car il est maintenant démontré par l'expérience que cet agent a une action spécifique sur le germe de cette maladie. Aussi Jenner pensait-il que, vingt ans après sa découverte, il n'y aurait plus un seul variolé. Il n'y a donc pas et il ne peut pas y avoir de spécifique contre une maladie naturelle, et quand bien même on en découvrirait un dont l'action serait encore plus certaine que la vaccine, il ne devrait pas être employé, la question du *germe inné* ne faisant plus maintenant aucun doute. On ne connaissait pas de spécifique contre la lèpre, et cependant cette maladie, qui pénétra deux fois en Europe [1], deux

---

[1] La première fois, elle y fut apportée par l'armée de Pompée, suivant le témoignage de Pline; et la seconde, au retour des expéditions dans la terre sainte. Les lois qu'on fit en Europe pour arrêter cette maladie furent faites sur le plan des lois mosaïques.

fois y fut anéantie, et bien qu'elle fût devenue commune au point que *Mathieu Paris* dit que l'on comptait dix-neuf mille léproseries dans la chrétienté seulement [1], on concevra facilement que, même avec un réglement aussi rigoureux que celui qui fut mis en usage contre la lèpre, on ne pourrait arriver à détruire la petite-vérole qui se développe presque toujours d'une manière subite, parfois même sur des enfants qui, vivant dans des maisons isolées, n'ont pu contracter cette maladie. Ces exemples, qui de même que ceux de la rougeole, de la scarlatine, etc., se développent tous les ans à une époque déterminée, ne doivent pas laisser de doute sur la nature de la petite-vérole, et à moins de mauvaise foi ou d'un préjugé fortement enraciné, on ne peut pas refuser de se rendre à des exemples qui frappent tous les jours nos sens. Les préjugés, il faut en convenir, sont souvent plus difficiles à détruire quand ils

---

[1] Les réglements rigoureux qu'on fit alors empêchèrent cette maladie d'augmenter ses progrès. Les lépreux, autrement dit *ladres*, furent séquestrés entièrement de la société; ils furent enfermés dans des maisons isolées, hors des villes, où on leur donna un champ clos à cultiver pour leur subsistance. C'est ainsi qu'on vint à bout d'extirper entièrement la lèpre, qui s'éteignit enfin avec tous ceux qui en étaient attaqués.

sont le fruit de l'éducation. Une idée généralement reçue quoique absurde, tous les jours répétée, qu'on ne pense jamais à vérifier, la bientôt pris toute la force d'une vérité, et les raisons les plus saines et les preuves les plus évidentes ne la combattent souvent que bien faiblement. Nous devons donc craindre un jour de la génération future le blâme d'avoir pratiqué trop longtemps une opération dont nous ne connaissions pas les conséquences, et en ayant voulu contribuer à l'embellissement de l'espèce humaine, d'avoir diminué ses chances de longévité et entraîné sa dégénérescence.

CONCLUSIONS.

1° La petite-vérole est une maladie nécessaire pour séparer et éliminer du sang certaines humeurs naturelles.

2° Le virus vaccin ne détruit pas le germe de la petite-vérole, comme on lui en supposait la propriété, mais il agit seulement en troublant pendant un temps indéterminé certaines fonctions et en obstruant les voies qui doivent servir à l'excrétion de l'humeur variolique.

3° Cette humeur variolique, par suite de sa rétention dans les régions où elle stase, donne lieu à des engorgements lymphatiques et à des concrétions tuberculeuses qui, par leur dégénérescence, engendrent les différentes espèces de phthisies.

4° Enfin le virus vaccin n'étant qu'un agent répercussif de la petite-vérole, des gourmes, des dartres , etc., considéré comme anti-rationnel, doit être banni de la pratique médicale.

FIN.

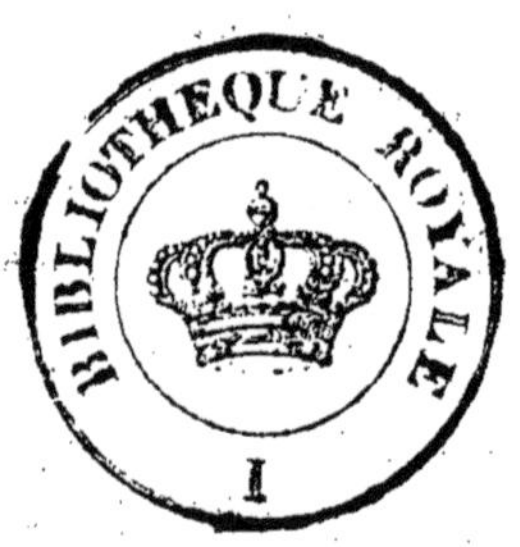

TABLE.

FÉLIX LOCQUIN ET COMP.,
IMPRIMEURS ET FONDEURS EN CARACTÈRES,
Rue Notre-Dame-des-Victoires, n° 16.

www.ingramcontent.com/pod-product-compliance
Ingram Content Group UK Ltd.
Pitfield, Milton Keynes, MK11 3LW, UK
UKHW020154200726
13856UKWH00003B/998